大展好書　好書大展
品嘗好書　冠群可期

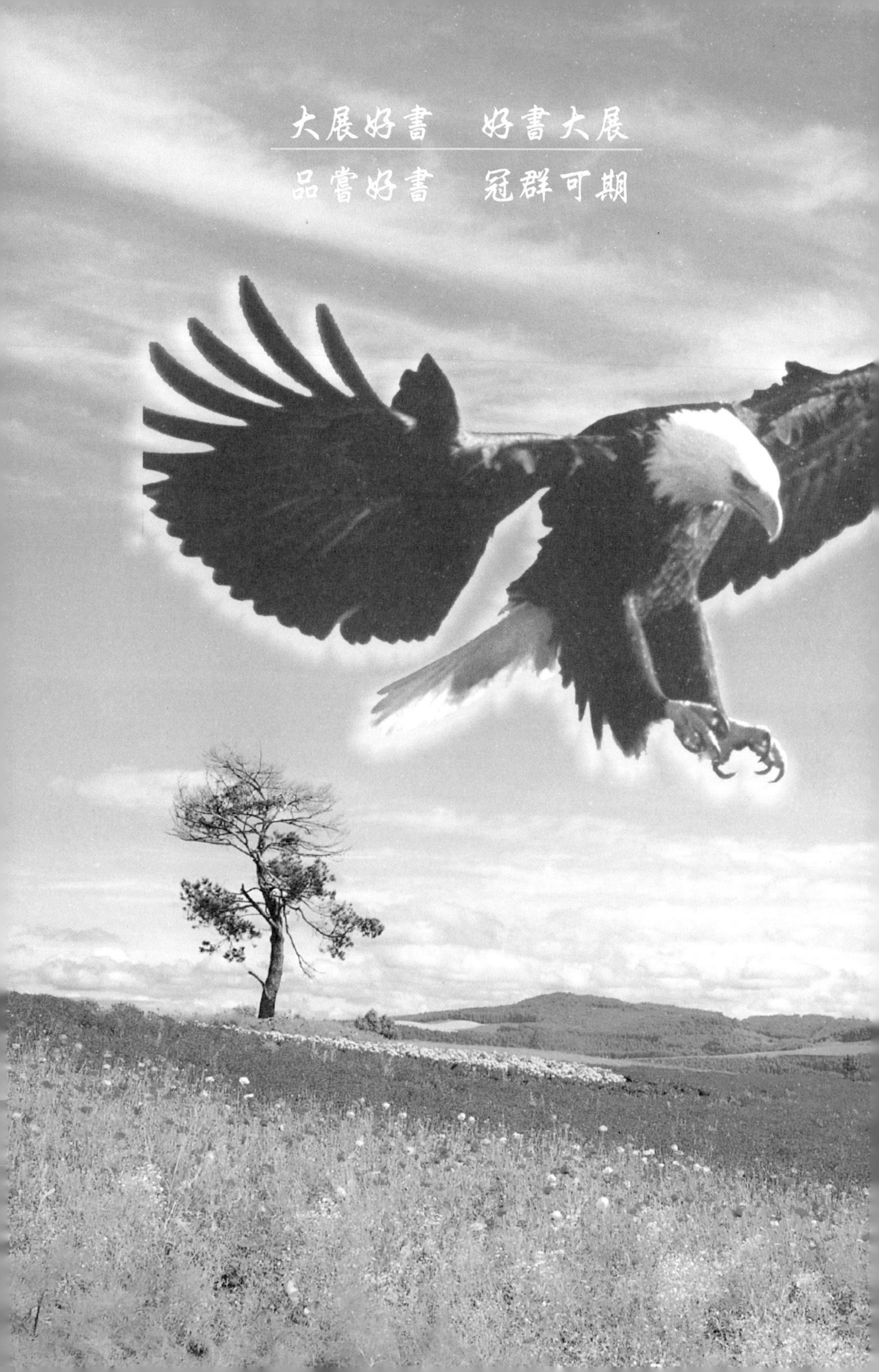
大展好書　好書大展
品嘗好書　冠群可期

女性醫學

1

女性的更年期

野末悅子◎著

官舒妍◎譯

大展出版社有限公司

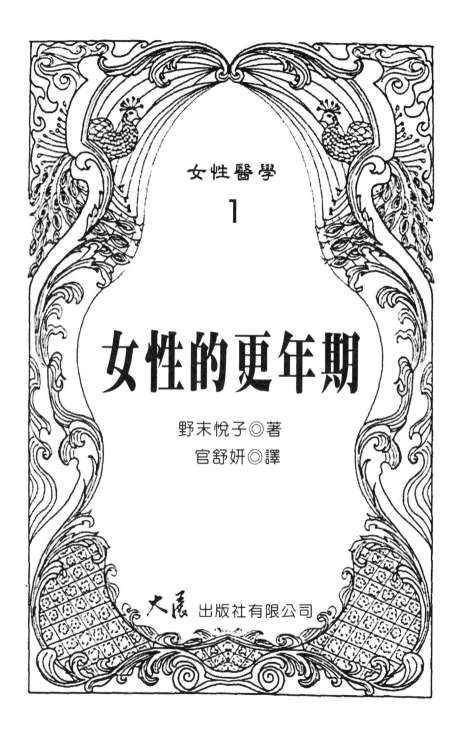

序　言

聽到更年期障礙這個名詞，可能很多人立刻毛骨悚然，希望能有仙棒一指，越過更年期。

如果思春期像花朵一樣散發甜美而神秘的花香，那麼更年期則透露著悲哀寂寞的蕭索感，讓人聯想到生老病死的痛苦，產生躲避的衝動。究竟什麼是更年期或更年期障礙呢？

更年期障礙會出現在全身各處，而其出現的方式，又人人不同，本書事先經過精心的策畫，針對一千名更年期前後的婦女，做問卷調查，將每個人的更年期障礙，綜合整理後，分門別類地編入各章節之中，做詳細的敘述，討論的範圍非常廣，超過婦產科能解決的問題。並且詢問各部門的專家，從不同的角度為每個問題提出合理的答案。

預防或治療更年期障礙的工作，不在醫生或顧問的身上，而在您自己身上。規律的生活、正確的飲食、適度的工作與運動和尋找生命的意義等，是享受更年期的秘訣，然而能完成這些工作的惟有您自己而已。只要能在興趣、工作或多彩多姿的活動中，找到生命的意義，您等於握著一本快樂地通過更年期、邁向三十年老年期生命的護照。

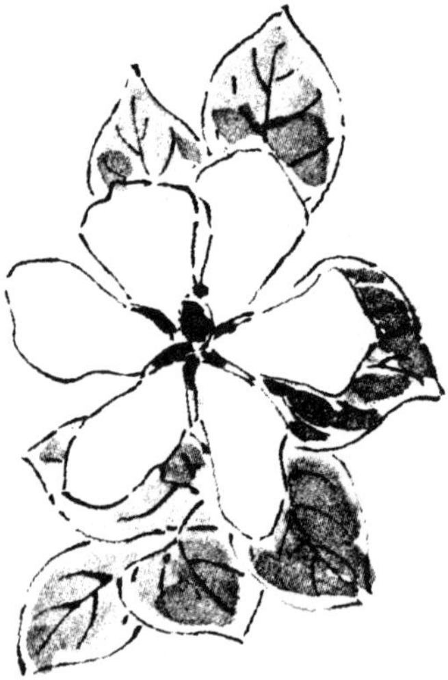

目錄

序　言……三

第一章　各式各樣的更年期煩惱——輕鬆地度過更年期

顏面、身體發熱、暈眩……一六
異常多汗……一七
皮膚異常搔癢……一八
皮膚乾燥（更年期角化症）……一九
其他的更年期皮膚病……二〇
治療皮膚病時應注意的事項……二〇
莫名其妙的不安感、畏懼疾病的不安感……二二
頭痛……二三

焦躁、失眠……二三
丟三落四……二四
容易疲勞、沒有耐力……二四
悸動、喘息……二五
血壓經常上下變動……二五
暈眩……二六
耳鳴……二八
懼冷症（畏寒症）……二八
頻尿、排尿障礙……二九
腹痛、下痢、便秘等腸子的毛病……三〇
乳房痛（乳腺症）……三一
視力惡化……三二

第二章　什麼是女性的更年期

更年期的意義……四〇
更年期與停經……四〇
月經的結構……四一
更年期裡荷爾蒙分泌的變化……四九
更年期的月經……五六
性器上顯著的變化……五七
全身性老化……六〇
妊娠的可能性……六四
更年期障礙……六六
有些更年期障礙能在丈夫的協助下減輕症狀……七二
從問卷調查的結果看停經所造成的生理、心理影響……七三
〔附　錄〕更年期相關的問卷調查……四二
初潮（初經來潮的年齡）……四三
結婚年齡……四三

閉經年齡……四四
記錄更年期裡的每個月經週期……五四
月經不順的起始年齡……五七
基礎體溫表……六五
家庭的結構與更年期障礙……六六
職業與更年期障礙……六七
職業婦女感受較大的精神壓力……六八
流產經驗和更年期障礙的關係障礙……七〇
口服避孕藥的使用率與更年期障礙罹患率之間的關係……七〇
男性也有更年期嗎？……七五

第三章　更年期裡不可忽略的女性疾病

子宮癌　一種只要定期接受檢查就無須恐懼的癌症……七八
亞洲女性多罹患子宮頸癌……八〇

子宮體癌患者有日漸增多的趨勢……八三
卵巢癌診斷困難……八四
乳癌 以自我檢查法早期發現……八六
子宮肌瘤 盛年女性易生的良性腫瘤……九三
子宮內膜症 主要的症狀為月經痛、性交痛、過多月經……九八
不正常出血 不要妄下診斷，立刻到婦產科接受檢查……一〇二
機能性子宮出血……一〇五
器質性子宮出血……一〇七
息肉（子宮粘膜息肉）……一〇七
子宮腟部糜爛……一〇七
腟炎 更年期後腟的自淨作用減弱，提高腟炎的發病率……一〇八
萎縮性腟炎（老人性腟炎）……一一一
毛滴蟲性腟炎……一一二
念珠球菌性腟炎（真菌性腟炎）……一一四

〔附　錄〕乳癌的自我檢查法……八八

第四章　更年期裡出現的身體異狀與成人病

高血壓　降低鹽分的攝取量與生活上的壓力……一一六
動脈硬化　降低膽固醇的攝取量……一二〇
心臟病　減少鹽分的攝取、多做運動……一二二
糖尿病　限制熱量的攝取、積極的運動……一二四
肥胖　切忌飲食過量……一二八
骨骼與關節　的異常及疾病……一三二
頸部、肩膀、手腕症候群……一三二
腰痛……一三六
骨質疏鬆症……一三九
關節痛……一四一
五十肩……一四三

第五章　更年期常見的精神異常與疾病

更年期憂鬱症……一四六
不安性神經病……一四八
確認過多症候群……一四九
疾病恐懼症……一五〇
卸貨症候群……一五一
歇斯底里的反應……一五二
更年型妄想型精神病……一五三
甲狀腺機能不健全所造成的精神障礙……一五五
更年期心理異常的治療對策……一五五

第六章　更年期障礙的有效療法

該找怎樣的專科醫生……一五八

荷爾蒙療法的使用場合……一六〇
有效的更年期障礙漢方療法……一六二
精神療法的使用時機……一六九
精神分析療法……一六九
催眠療法……一六九
自律訓練法……一七〇
森田療法……一七〇
不可忽略運動的治療效果……一七一

第七章　保持青春、美麗與健康的飲食秘方

更年期障礙　防患未然的健康飲食法……一七四
只需改變飲食就可恢復健康……一七四
預防肥胖的飲食法……一七五

有科學根據的飲食法……一七七
一週減肥法……一七八
以白米為主食、切忌油膩的食物……一七九
米飯所含的糖分有什麼特色……一八一
高蛋白質與高脂肪對人體的危害……一八四
高明的維他命類營養素攝取法……一八五
健康是永保青春的秘訣……一八七

第八章　讓肌膚重返青春，讓頭髮恢復魅力

肌膚　保養過的肌膚看起來就是不一樣……一九〇
預防皺紋及皮膚鬆弛的洗臉入浴法……一九一
預防皺紋或老人斑的敷面術……一九一
皮膚應嚴防紫外線的照射……一九二

時髦的白髮與預防落髮……一九三
滋潤髮根的按摩法……一九三
染髮……一九四
注意均衡的營養、減少壓力……一九五
老花眼鏡是打扮的重點之一……一九五

第九章　更年期性問題的問題與答案

問題與答案……一九八
閉經對女性而言相當於第二思春期……二〇四

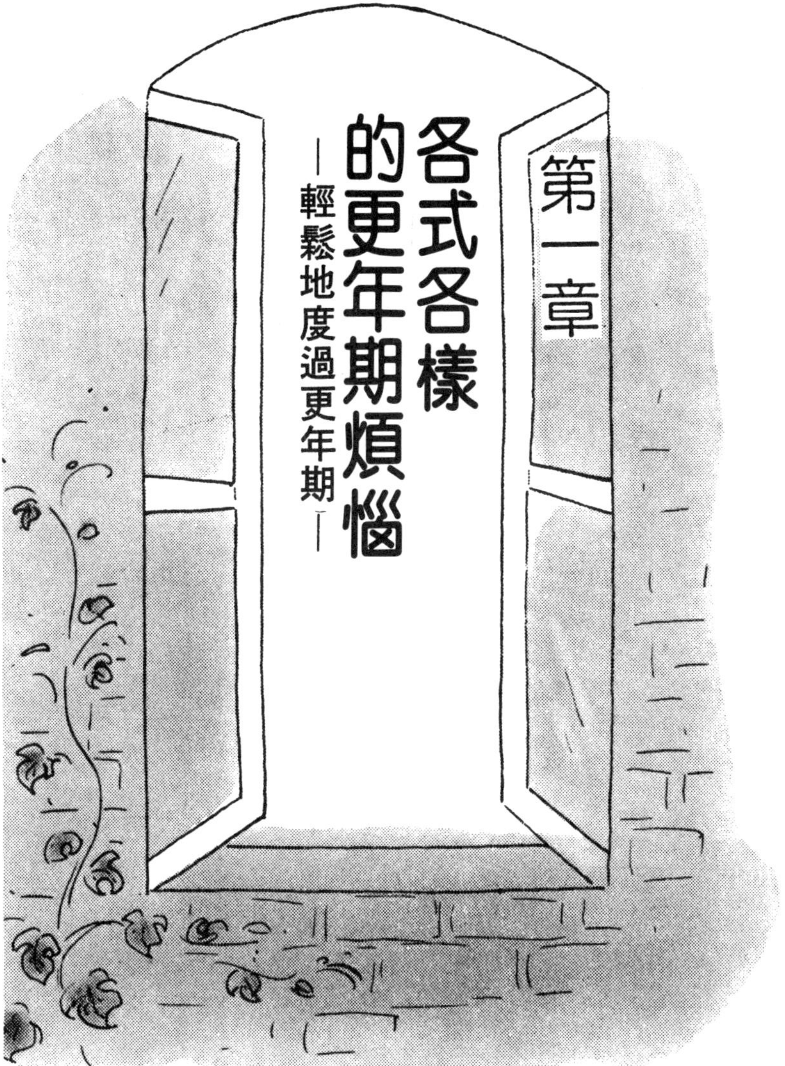
第一章
各式各樣的更年期煩惱
—輕鬆地度過更年期—

顏面、身體發熱、暈眩

這是一封現年五十七歲的何美智女士的來信。

「停經發生在五十一歲，從五十二歲開始，頭暈目眩的毛病一直困擾著我。最近更在毫無預兆的情況下，突然在背部上方，左右肩胛骨之間，出現搔癢症狀，臉部發燙，不停地出汗。這種情況一天之內出現數次，必須在背部發冷部分熱敷才能度過……。」

像何女士這樣，於停經後，或停經前後，出現發熱、暈眩症狀者所在多有，在第四十二頁的問卷調查裡，這種毛病占第一位。

自主神經專司血管的擴張與收縮機能，這個機能異常時，會出現何女士的症狀。

大多數的更年期自主神經失調症狀，不需特殊的藥物治療，數個月之後，會自然痊癒。但是，也有人被困擾數年仍未見症狀消失。有人在緊張時容易犯這種毛病；相反地，有人在緊張時，症狀會消失。

這種症狀，大多是暫時性的，不需特別的藥物治療，只要不熬夜、維持充足的睡眠、避免飲酒或抽煙過度、注意均衡的營養、生活規律，症狀自然會消失。

異常多汗

根據第四十二頁的問卷調查結果顯示：多數人除發熱之外，尚有多汗的毛病，亦有人只為多汗所惱。

這種排汗和氣溫無關，出汗的原因無法預測。運動之後的排汗，令人舒爽。但是這種汗和冷汗類似是令人不舒服的汗。有時甚至「發熱發寒交相煎熬」。到了夏天汗流如瀑布，「流出的熱汗瞬間變冷，溼淋淋地黏在皮膚上」，非常不舒服，有人甚至因而長痱子，異常地惱人。

雖然和氣溫無關，但是溼度或氣溫高的時候，出汗量亦相對地增高。「從寒冷的室外，進入開著暖氣的電車或房間內時，汗如雨下」，或「流汗太多不易上妝」的煩惱，可能很多人都有經驗。這和發熱一樣，是更年期的暫時性毛病，不必太過在意，最好儘量從事會大量出汗的運動，根據大多數人的經驗「慢跑、游泳、網球會使異常發熱或出汗的症狀消失。」

但是，更年期的壓力，會使發熱或異常出汗症狀更加嚴重。

雖然在治療上多使用維他命B群、多種維他命E、維他命C或荷爾蒙劑、精神安定劑等，減輕患者的症狀，但是，這些藥物的使用，必須經由皮膚科或婦產科的處方。

另外，儘量避免穿著高領毛衣，衣服應選擇穿、脫方便、能隨時調節身體溫度的服裝；冬季時注意開窗，保持空氣流通，汗流很多時，除了坐浴之外，尚可採用淋浴的方式，清潔皮膚。

皮膚異常搔癢

搔癢症的原因很多，一般搔癢症可分兩種：一種是可見的病變，如濕疹、皮膚炎、蕁麻疹等造成的搔癢；另外一種是沒有徵兆的搔癢症。除此之外尚有疾病所引發的全身性搔癢，如糖尿病、黃疸、痛風、甲狀腺機能異常等。精神上的不安或不滿也可能造成搔癢。藥物或酒精副作用所造成的搔癢，亦不在少數。

外陰部的搔癢，多是念珠球菌、毛滴蟲等感染，或分泌物增加所造成的，只要接受治療，就可痊癒。

貼身內衣的刺激，或牛仔褲過緊都可能是搔癢的原因。其中尤以生理用品使用期間過長，悶熱所造成的搔癢最多。

如果是知道原因的搔癢症，必須針對病因加以治療，如果是不明原因的搔癢，應在轉變氣氛上下功夫。如果已經到了癢得睡不著的地步，可請醫師處方，採用精神安定劑或安眠藥加以治療。利用食物治療痊癒的例子也不在少數，飲食應當注意均衡的營養。

即使癢得厲害時，亦嚴禁使用香皂清洗或用指甲抓。

皮膚乾燥（更年期角化症）

皮膚角化症簡單的說，就是皮膚的新陳代謝喪失活力所引發的症狀。皮膚的最外層覆著一層角質層，是由死去的細胞所構成的，每天剝落一點，變成皮膚上的污垢。這樣依照由內到外的順序，新的表皮細胞遞補上來，成為角質層，繼而剝落，如此周而復始，稱為皮膚的角化。人類的皮膚經過這樣的過程不斷更新、變化。

更年期時，偶爾皮膚的角化過程無法順利進行，角質層變厚，皮膚的水分減少，彈力減弱，是造成皮膚乾燥的主因。腰部、手腕、腳部的皮膚偶爾會發生這種現象，尤以手掌、腳掌最常見。

皮膚角化的過程中最重要的營養素為維他命A和蛋白質，平時在食物的攝取上，如果多加注意，更年期突發性角化症的發病機會將大大地減少。但是，於特別嚴重時，應請醫師治療，不可置之不理。

其他的更年期皮膚病

所謂婦女的鬍鬚——輕微的多毛症，也是更年期常見的症狀之一。身體、臉部、陰部上長出男性般的粗毛；另一方面脫毛也很常見；臉部出油量增多，長粉刺；老人斑的顏色加深；這些都是更年期常見的症狀。

這些皮膚上的症狀，因為呈現在表面上，故而更易增添更年期的煩惱，但是大部分都只是暫時性的，在醫學上也有減輕症狀的治療法，所以無須單獨面對症狀，可以請值得信賴的醫師處方。

治療皮膚病時應注意的事項

拖延治癒時機的門外漢治療法

雖然大多數人，只要鼻塞、輕微咳嗽就延醫治療，但是遇到皮膚病，卻任意使用門外漢

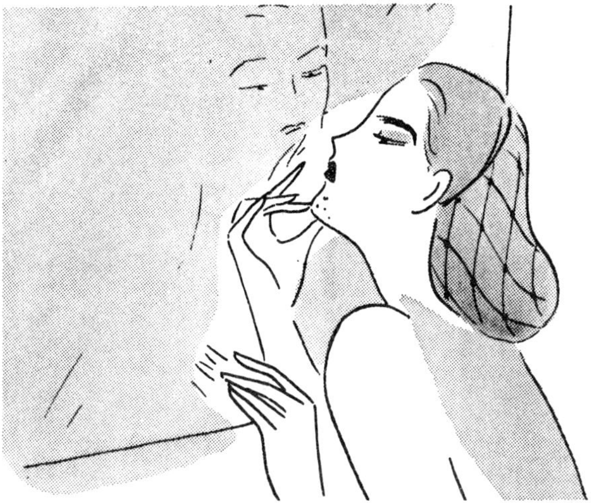

的治療法，反而加重病情，延誤治療時機。許多更年期皮膚病患者，在「美容師的建議下」，或「藥局推薦」隨便使用軟膏擦拭塗抹，愈治療愈嚴重。

特別是摻有副腎皮質荷爾蒙劑的軟膏，在藥性的強弱上種類繁多，即使是專科醫師在使用時，也必須特別留意，長期連續使用，可能產生副作用，應避免長期連續使用。美容院所推薦的防治老人斑、皺紋、乾燥專用面霜，任意使用是很危險的，必須充分瞭解藥品的成分，才可使用。

藥補不如食補

最近盛行食用含維他命劑的健康食品，眩於防止老化，重返青春的廣告號召，終於加入食用行列，特別是徘徊於老年期入口的更年期女性最易受到蠱惑。確實，維他命A、B群、C、E等對防止皮膚老化有很好的效果，但是並非每個人吃了都能產生效果的，更有甚者，絕非只吃健康食品就能防止老化。健康食品如果能配合食物，補充飲食所缺乏的養分，再加上使用者的信心，可能真的能發生作用。但是，美麗的肌膚原則上是靠每日均衡的飲食，和開朗的情緒所維持的；我們應當先瞭解皮膚的生理上的理論，再做保養。

莫名奇妙的不安感、畏懼疾病的不安感

這種不安通常是不明原因的。例如，因為過度的不安，引起心絞痛之後，便開始擔心是否心絞痛會再度發生，因而更加的不安；因好友病故，產生連帶的不安感，擔心自己即將死亡；這些不安的原因各式各樣，不可勝數。

如果只是輕微的不安，不致影響日常生活，那麼只要能找到一種轉移目標的工作，拼命去做，情況就會好轉，可以不必理會。比較嚴重的是，不安感已經大到令人無法踏出家門，不能工作，不敢單獨一人在家，經常打電話叫救護車的情況時，那就有必要接受精神科的專門治療。

頭痛

一般失眠或生理期所引起的頭痛，經過適當的休息，可以自然痊癒。特別値得一提的是嚴重的頭痛，甚至引起噁心、暈眩等併發症狀的頭痛。頭痛的原因很多，可能是眼、耳、口、鼻、齒、甲狀腺的原因，也可能和筋、肉痛，或肩膀酸痛有關，腦和血管亦可能是頭痛的病因。

如果減少工作量、充分的睡眠依然無法恢復，應該接受檢查，看看是否為疾病所引起的頭痛。如果是不明原因的頭痛，很可能是心理因素所造成的，應當接受精神醫師的治療。

過去有人購買成藥治療頭痛，卻因而忽略了高血壓的疾病，延誤治療的時機。因此頭痛時，應先和家庭醫師協談，自我診斷是非常危險的。

頭痛之外，肌肉疼痛也同時發生時，除服用鎮痛劑之外，做輕微的體操、喝溫開水，或針灸治療都具有相當的效果。

焦躁、失眠

不明原因的焦躁和失眠，其治療之道，首在轉換情緒。不要老是悶在家裡，出去室外走走，呼吸新鮮的空氣，和朋友聊聊天，做做輕微的運動，這些都十分有效。

夜晚輾轉反側無法成眠時，不用太過在意，在心裡告訴自己，即使現在睡不著，遲早都是會睡著的，用輕鬆的心情面對失眠，也是治療失眠的辦法之一。雖然不是小孩夜啼所引起的失眠，神經過於敏銳或過度疲勞都可能是失眠的原因。泡熱水澡之後再上床睡覺也是一個辦法。

如果已經嘗試過各種辦法，卻依然無效的話，不要猶豫，立刻請精神醫師治療，服用必要的安眠藥或精神安定劑。醫師會按照疾病的輕重緩急下藥，不用恐懼。

丟三落四

遺忘是人類的本性，即使和以前比較，最近丟三落四的情況非常嚴重，也不必因此而愁眉不展，應當想辦法加以解決。不要太過相信自己的記憶力，容易忘記的事物事先記錄下來，物品歸位擺在固定的場所。另外用嘴巴把容易遺忘的事物唸出來，也能達到幫助記憶的效果。無論如何，記憶力減弱並非羞恥。

容易疲勞，沒有耐力

更年期時體力衰退，即使做和從前相同的工作，也會感到疲勞，這是必然的情況。與其抱怨疲勞，不如設法安排工作，提高效率，才能展現老資格者的特殊本領。

年齡愈高，工作速度愈慢，只要注意不要做錯，稍微慢一點，在真實的生活裡，不會引起任何問題，以二十歲、三十歲年輕人所沒有的經驗做基礎，應當能妥善應付才對。首先要隨時警告自己，體力的界限在那裡，不逞能，不做能力範圍以外的事。

悸動、喘息

悸動或喘息的原因很多。如果是不安感所引起的悸動或喘息，屬於精神科的治療範圍。如果是心臟的原因或貧血的原因，必須接受檢查。

爬樓梯、或快步走所引起的悸動或喘息，大部分是正常的，這種狀況，對平常有運動習慣的人而言，不會明顯地表現出來。

中年過後的肥胖症也是原因之一，體重超過標準的人，應當注意控制體重。

血壓經常上下變動

關於高血壓方面的問題，將於第一一六頁做詳細的敍述，在這裡我只說明關於血壓的常識。即使是健康人，在日常生活中，血壓也是變動不定的。特別是在更年期，血壓的變動更大，因為控制血壓的自主神經，正處於容易失調的環境，所以在更年期裡，特別容易出現悸動、頭痛、暈眩、噁心、手足冰冷的症狀。

雖然對於血壓的變動不必過度緊張，但是培養減緩血壓變動的生活智慧，卻是必要的。造成血壓變動的原因很多，其中首推睡眠不足，其次是造成情感上劇烈波動的精神壓力，另外像過度的飲酒和吸煙、曝露於寒冷空氣或水中、劇烈的運動、便秘、用力排泄等，日常生活上的動作，都會影響血壓，造成變化。

心血管方面的保健工作在於，維持身體內部血管的耐力和彈力，使能充分負載日常生活上血壓的變動。要保持血管的活力，防止老化，最重要的是均衡的營養，和持續的適度運動。

暈　眩

暈眩並非更年期特有的症狀，但是暈眩在所有更年期的煩惱中，名列十名以內。

暈眩從身體稍變更位置或移動時，眼前突然一片昏暗的暫時性暈眩，到身體不由自主的晃動；到刹時天旋地轉的嚴重暈眩，種類繁多；更有甚者，有些較嚴重的暈眩甚至伴隨噁心、頭痛的併發症狀。

暈眩的形成原因雖多，但是其中不乏因血壓變化或貧血，造成腦血管的血液循環不良，形成暈眩的例子。發生這類的暈眩時，無須過度緊張，只要稍事休息就可恢復。若是飲食不正常，三餐不定時所引發的暈眩，大多是血糖過低所造成的，只要休息一會兒，吃點東西，就可恢復。

如果是屬於天旋地轉型的嚴重暈眩，這是外部疾病的徵兆，必須到耳鼻科接受精密的檢查。

減少暈眩發生的誘因，其最佳方法為，保持自主神經的正常運作，注意日常生活的規律性，不可過度疲勞。另外人際關係上的障礙也會造成精神上的壓力，所以改善人際關係，也是必要的。

看電視時，姿勢要端正，晚上睡覺時避免使用高度過高的枕頭，不要進入太冷或太熱的

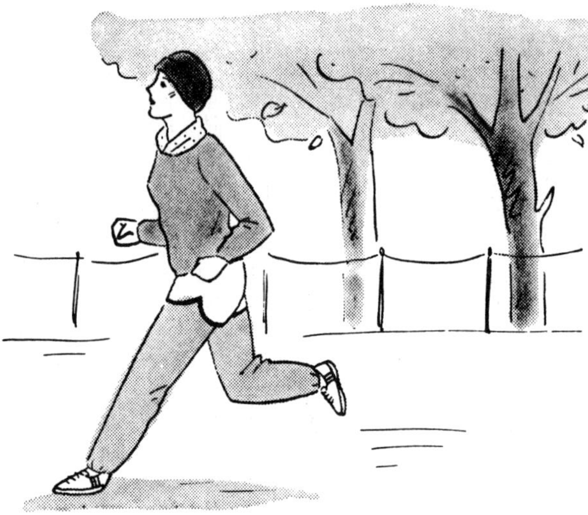

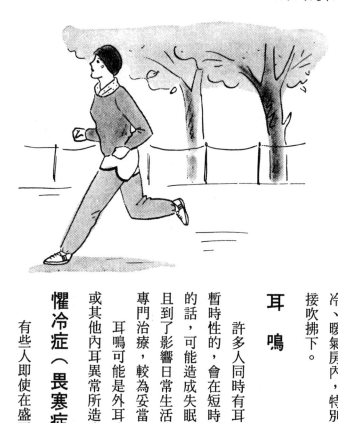

冷、暖氣房內，特別是不要將頭或臉置於冷氣的直接吹拂下。

耳　鳴

許多人同時有耳鳴和暈眩的煩惱。有些耳鳴是暫時性的，會在短時間內自然停止；但是耳鳴嚴重的話，可能造成失眠。若是屬於嚴重型的耳鳴，並且到了影響日常生活的地步，還是到耳鼻科，接受專門治療，較為妥當。

耳鳴可能是外耳或中耳疾病、米尼爾氏症候群或其他內耳異常所造成的。

懼冷症（畏寒症）

有些人即使在盛夏，都因足部、腰部畏寒，離不開長褲。

畏寒症雖然不是更年期特有的症狀，但是它也和自主神經失調有關。通常畏寒症患者，會同時出現顏面發熱、暈眩、頭重、手腳痲痺的併發症狀。

大多畏寒症是貧血的併發症，所以如果接受血液檢查，發現有貧血的毛病，應先接受貧血的治療。

有些畏寒症是低血壓所造成的，所以不妨先量一量血壓。

自主神經失調或荷爾蒙分泌異常，都有可能引起畏寒症，採用藥物治療法（自主神經調整劑、荷爾蒙劑、漢藥）或溫灸都很有效。

適度的運動也是很重要的，配合個人的體力，在不過勞的範圍內，建議各位多做運動（慢跑、游泳、舞蹈、瑜伽等。）

頻尿、排尿障礙

許多人有跑不完廁所或餘尿的煩惱。有些是因為細菌或念珠球菌感染引起膀胱炎或尿道炎，嚴重的話可能造成尿血。患者應根據驗尿的結果，接受必要的藥物治療。如果頻尿的原因並非細菌性膀胱炎，即使接受治療也很難痊癒。

在許多臨床上顯示，頻尿或排尿障礙和足部、腰部畏寒症有很大的關聯性，這時候精神安定劑或漢藥的效果很好；注意足部或腰部保暖，集中精神在某件事物上分散注意力，改變情緒，對於症狀的改善亦不無小補。

如果症狀一直無法減輕，不妨走一趟婦產科與泌尿科，接受精密的檢查，因為頻尿或排尿障礙，有時是卵巢囊腫、子宮肌瘤的壓迫，或膀胱、尿道方面疾病所造成的。

雖然漏尿並不常見，但是臨床上仍有漏尿的病例。打噴嚏或咳嗽、步行時，只要腹部遭受突然的壓力，就會出現漏尿的症狀。這是產後婦女常見的症狀，如果已經到了離不開紙尿褲的地步，不妨去看看泌尿科。除藥物療法之外，尚可依據病況，採取手術治療法，在腟中插入物體改變尿道的角度。

腹痛、下痢、便秘等腸子的毛病

自主神經同時控制腸子的蠕動。如果進入更年期後，自主神經失調是肯定的，那麼腸子在蠕動上也會產生變化。即使在更年期以前，有按時排便的習慣，月經不順的同時，便秘的症狀便會出現。有些人甚至下痢和便秘交相煎熬，或同時出現噁心、腹痛的毛病。

也有些人有便秘和痔瘡的毛病，每次排便時，因為使勁用力，造成便血。

許多人一遇到便秘或下痢的症狀，立刻依賴藥物，事實上養成定期通便的習慣才是治本之道。

出現便血症狀時，應請教外科，調查原因，因為除了脫肛或痔瘡之外，少部分的便血可能是腸子長息肉或惡性腫瘤的徵兆。

檢驗的結果，若是腸子功能正常，應注意維持正常的作息習慣。

早餐要吃，午餐要注意營養，多吃含豐富纖維質的蔬菜、穀物，養成定時排便的習慣，配合體能多做運動，柔軟操、慢跑、游泳，或快步走都好。運動是促進腸胃蠕動的秘訣，既可消耗脂肪，又可促進消化，一舉兩得何樂而不為呢？

乳房痛（乳腺症）

月經前乳房有痛感，並且結硬塊，月經過後疼痛減輕，有人擔心這是乳癌的徵兆，前往接受檢查，但大部分都只是乳腺症而已。乳腺症是中年女性常見的疾病，亦即是30歲左右，閉經期之前的女性常見的症狀，特別在更年期的女性，這種症狀尤其常見。乳癌的話，僅會出現在一邊的乳房上，但是乳腺症可能是單邊兒或兩邊兒同時出現症狀。撫摸時，可發現一個或數個，大小不等，略硬的硬塊，擠壓時會疼痛，有時甚至不擠壓也會有痛感。

乳腺症是內分泌不平衡所造成的，根據實驗證明卵胞荷爾蒙分泌過剩是主要的原因，所以更年期婦女的內分泌狀況最易出現乳腺症。

如果月經終了時，症狀會自然減輕，則不需特別的治療，痛得厲害時，可進行男性荷爾蒙療法。

雖然乳腺症本身並非惡性疾病，但是在進行荷療法的同時，應鑑別乳癌的可能性，特別是有癌症之虞的患者，不可能怠於檢查。根據組織檢查的結果，即使只有一小部分，只要有惡性瘤之虞，都應接受手術治療。乳腺症和乳癌的辨別方法，請參照第九一頁。建議您，即使是小硬塊，也應走一趟外科接受精密檢查，不要自己妄下判斷。（乳癌自我檢驗法參見第八八頁）。

視力惡化

年輕的時候，眼睛裡具有透鏡功能的水晶體，能配合焦距，做調節運動，當遠望時水晶體變成扁平狀，近瞧時水晶體膨脹。年紀大了以後，水晶體退化，即使看近物時，也無法膨脹，這就是所謂老花眼。

閱讀報紙時，報紙和眼睛的距離，一天比一天遠，這就是老花眼的開始。

水晶體的水晶體囊裡的液狀物質，隨著年紀的增長，液狀物質逐漸向中心結集，變成硬核，並且愈變愈大，愈變愈硬，水晶體的膨脹能力也愈來愈差，到最後眼睛在看近物時，水晶體無法再配合焦距，做調節運動，必須利用凸透鏡，補足水晶體膨脹不足的部分，這就是老花眼鏡。

更年期的老花眼會不斷的訴苦

中年女性可以經常碰到讀錯小字或看錯商品價格的尷尬場面。一讀書就覺得疲累不堪，頭痛、肩膀酸痛，更有甚者噁心、嘔吐的症狀紛紛出籠，這些眼睛疲勞所引發的毛病，其根本原因就是老花眼。

老花眼的形成過程或對身體上產生的影響，因人而異，性格大而化之的人，比神經質的人，容易應付老花眼的併發症狀。另外，近視的人要比遠視的人晚出現老花眼的症狀，有人

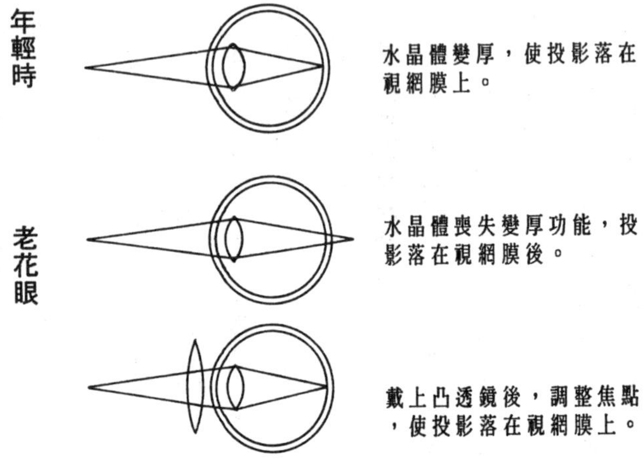
年輕時
水晶體變厚，使投影落在視網膜上。
老花眼
水晶體喪失變厚功能，投影落在視網膜後。
戴上凸透鏡後，調整焦點，使投影落在視網膜上。

觀看近物時，水晶體運動圖。

十分年輕就已經患有老花眼的毛病，對大部分的女性而言，這可能是相當大的打擊。

常有人抱怨頭痛欲裂、頭重腳輕，早晨昏昏沉沉，做家事提不起勁，暗暗懷疑自己是否罹患了更年期障礙，在友人的建議之下，使用老花眼鏡之後，症狀不藥而癒。

老花眼也是更年期的症狀之一，亂視會使老花眼的症狀更加嚴重。

亂視是天生的，是角膜，亦即瞳孔表面的透明圓形薄膜，歪曲所致，大多數的人，其角膜多少都有點歪曲，極少正圓的例子。年輕的時候水晶體藉著膨脹與收縮，自然控制焦距，年紀大了以後，水晶體老化，膨脹運動愈來愈不靈活，物體出現兩重的影像，使景物模糊不清。這種眼睛上的毛病，同時會對身體產生巨大的影響。

所以，更年期裡各式各樣的症狀之中，大部分的問題是出在眼睛，建議您一定要到眼科接受檢查。

到眼科檢查時，眼底的檢查是不可或缺的。眼底裡可以直接看到包含動脈或靜脈的毛細血管，身體的全部構造之中，唯獨在眼底裡，可以直接看到血管的變化，大體上來說，全身的疾病都會在眼底裡顯現出來。所以眼底檢查時，如果沒有發現異常的狀況，可以安心，這種心理上的穩定感，對減輕更年期的不快症狀有相當的助益。但是初期的疾病之中，有些不會在眼底表現出來。

花時間挑一副好眼鏡

雖然老花眼鏡看似相同，但是老花眼的形成過程因人而異，所以挑選眼鏡之前，應先到眼科接受檢查，請醫師處方。任意購買現成的眼鏡，會使眼睛更加疲勞，這是因為眼睛是非常精巧的機構，馬馬虎虎地選擇不合適的眼鏡，只會使眼力愈來愈弱，愈來愈疲勞。東京眼科醫師協會規定，醫師不在場駐診的眼鏡店，不得替顧客配眼鏡。

好的眼鏡應能配合使用者的視力及老花眼的程度。但是一副好眼鏡如果不能同時配合使用者的生活狀況，仍不能算是一副完美的眼鏡。例如，閱讀報紙時配載的眼鏡，睡覺時間以外都放置不理的眼鏡，開車或不開車？經常讀書嗎？在家的日子多還是外出的日子多？這些是好的驗光、配鏡醫師在配鏡時，必須考慮的要件，要配一副合乎視力與用眼習慣的眼鏡，需要花費相當長的時間，患者在配鏡時應具體說明自己的要求，這是非常重要的。

透鏡的種類很多，材質分成塑膠製的和玻璃製的兩種。塑膠製的鏡片只有玻璃製鏡片的一半重量，不容易破，是透鏡的主流。大小和形狀也可分成數種型式，另外尚有彩色鏡片。最近市場上出現遠近兩用鏡片，有雙重對焦功能，頗受注目。只有在遠近重疊的接合處上，有明顯的接合線，明眼人一看就知道那是老花眼鏡，所以不受女性青睞。另外有一種名為「利看」式的鏡片，採用累進對焦方式，從上到下，可以由遠處看到近處，度數漸次變化，從鏡片上完全看不出接合線，所以頗受歡迎。使用者在選擇這種鏡片時，要配合自己的閱讀姿勢，及近視、遠視的度數，藉以決定中間度數的變化。選購時，應多戴幾副試用眼鏡，再做定奪。

如何減緩視力的惡化

眼睛的體操　美容操具有防止身體老化的功能，而眼睛的體操則具有防止眼睛老化的功能。

即使老花眼的患者，多做眼睛的體操，仍然有助於減緩老花眼的惡化。

方法非常簡單，「讓眼睛暫時注視遠方後，立刻移到近處」，如此重複幾次，就是眼睛的體操。眼睛的體操隨處皆可做，散步的時候、晾衣服的時候，都是做眼睛體操的好時機。如果家住在高樓大廈裡，在閱讀報紙的中途，不妨從窗戶眺望遠處的天空，再回到報紙的小鉛字上，如此重複數回，能養成習慣最好。

藉著看遠、看近的前後變化，使眼裡的水晶體做縮扁和膨脹的運動，防止水晶體中心變硬，永保水晶體的膨脹彈力，消滅老花眼的生成因素。

另外，東方醫學上，有所謂的眼部指壓術，這對眼部或視力的老化防止上，具有相當的功效，但是這是在接受專家的指導，以正確方法指壓為前題，如果外行人，任意在眼部指壓，則有壓迫眼部，造成白內障之虞。

儘可能不戴眼鏡　有些高齡老人，能不戴眼鏡閱讀報紙，儘可能不戴眼鏡，是常保眼部年輕的方法之一。好比坐計程車，經常走路的人，偶然坐過一次計程車之後，發覺走路比坐車辛苦許多，所以以後都選擇較輕鬆的坐車，坐車的習慣一旦養成之後，足部的力量便逐漸衰弱。同樣的道理眼睛戴慣眼鏡之後，不戴眼鏡覺得少了一對眼睛。

使用老花眼鏡時，水晶體不再需要費力地調整焦距，做膨脹的運動，使眼睛愈來愈缺少活力，朝老化的一途走去，眼鏡的度數也愈來愈深，必須一副一副地更換眼鏡。

所以即使在略為疲累的狀況下，能夠不用老花眼鏡，就不用老花眼鏡，以永保眼部的青春和活力。

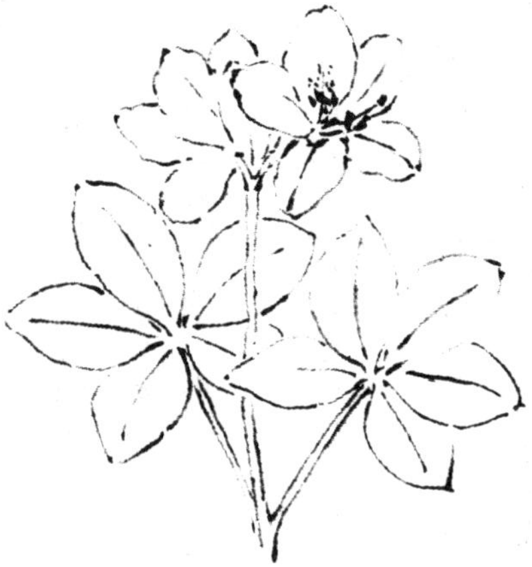

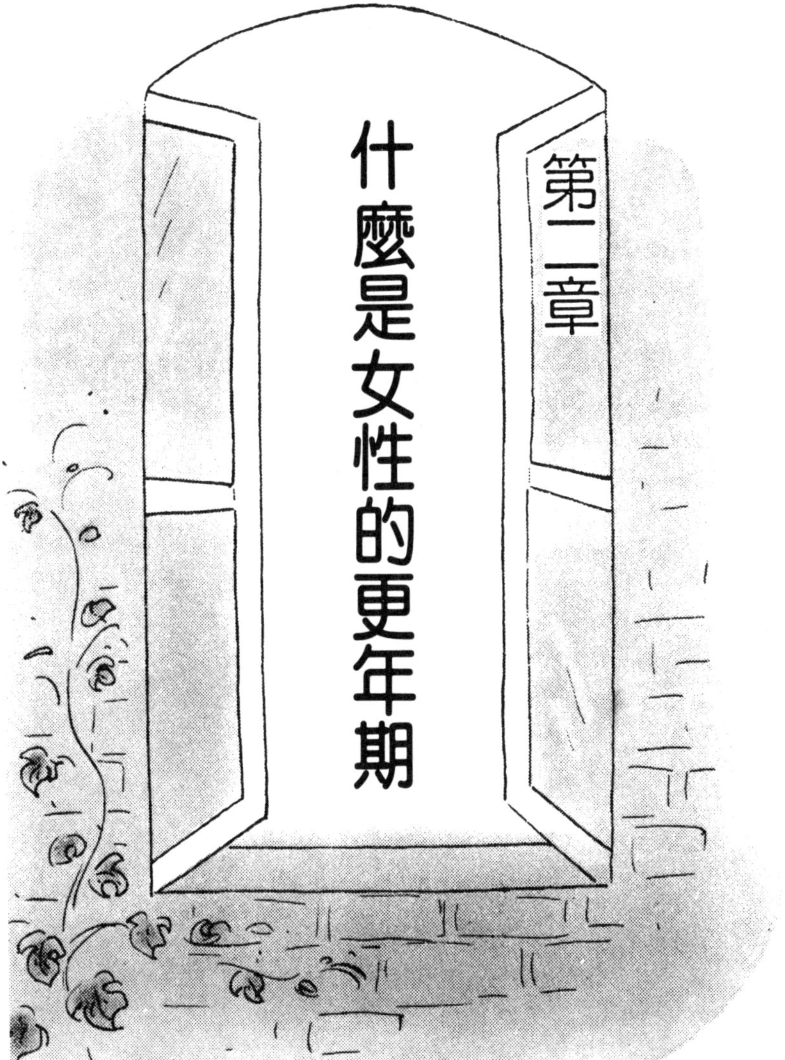
第二章
什麼是女性的更年期

更年期的意義

更年期的「更」字有「改革」、「變化」、「繼續」、「經由」、「新」等含意，所以所謂更年期是指，在女性人生週期中的一個時期，是女性的性機能，從成熟過渡到老年期之間的過渡期，同時更年期也是生殖期到非生殖期之間的過渡時期。

女性的性腺（卵巢）機能，隨著年齡的增長，產生戲劇性的變化，但是日曆年齡和生物年齡有很大的差距，因人而異。初經來潮，或初次排卵的年齡，人人不同，甚至連停經年齡也有相當大的差異。所謂更年期，準確地說，是指停經前後數年的一段時期。

更年期與停經

一般來說，三十五歲是性成熟期，亦是卵巢開始老化的時期。對女性而言，比較能坦然面對：「二十五歲開始肌膚逐漸老化」的事實，但是「三十五歲是更年期」對女性而言，卻是個不小的打擊。

性週期因人而異，月經週期開始混亂的時期也人人不同。有人在將近五十歲時，經期依然順暢，有人三十餘歲，就已經經期不順，到了四十歲，一年之中只見數回月經來潮。

如今，平均壽命愈來愈高，生物年齡和日曆年齡的差距也愈來愈大，所以並沒有確切的停經時期，平均在五〇～五一歲左右（根據第四二頁的問卷調查結果，平均年齡為四十九歲）。以停經期為中心，前後五年，亦即四十五歲至五十五、五十六歲這段時期，稱為更年期。

更年期開始至停經為止的這段時期，稱為更年期前期，停經至更年期結束的這段時期，稱為更年期後期。但是，停經的年紀不像上學期、下學期的區分一樣，能以確切的日期劃分，因為大多數的人，都無法掌握自己的停經日期，只能在過了那段時期之後，回過頭去看看過去的歲月時，才會驚覺：「啊！原來那就是更年期！」

月經的結構

在說明月經不順的形成原因之前，先來看看正常的月經週期的結構。

我們先為「月經」下個定義：「每隔一定週期出現的子宮內膜出血。」

性機能理論

卵巢（性腺）分泌的週期性荷爾蒙，控制性的週期，腦下垂體分泌的性腺刺激荷爾蒙，控制卵巢荷爾蒙的分泌，而腦下垂體則由間腦裡下視丘內所謂性中樞，其所分泌的性腺刺激荷爾蒙控制因子所控制。

更年期相關的問卷調查

日本主婦之友社，先後完成一千名更年期女性的問卷調查。題目以身體、心理、或人際關係為中心，同時附帶詢問受訪者的煩惱，與最想知道的事。

調查對象以四十歲至五十歲為主，兼含三〇歲至六〇歲女性，範圍非常廣，包括未婚、已婚、家庭主婦、職業婦女等，調查區域則以幾個大市區為主。

回收率為71％。回答的內容中，以「初潮」年齡的低齡化，最能反映「現代」的生活品質。

初潮（初經來潮）的年齡

受訪者分為四十九歲以上，與五十歲以下兩組。四十九歲以下婦女中，初經年齡低齡化的趨勢非常明顯。

平均年齡分別為十四歲和十五歲。最近一項調查顯示，台灣思春期女性的初潮年齡為十二歲，足見社會環境與營養狀況，對女性性機能的影響力。

結婚年齡

問卷調查的結果顯示，結婚年齡含括十五歲至五十四歲，範圍相當廣泛。

平均年齡為二十五・五歲，最多的是二十三歲，其次是二十四歲，這兩個年齡分佈，遠遠超越其他的年齡。

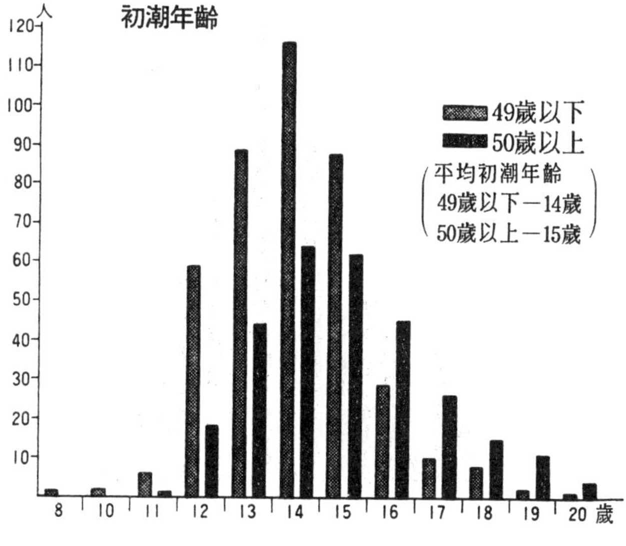

從調查結果說起

閉經年齡

閉經年齡最普遍出現在五十歲，其次四十八歲、五十二歲、四十九歲、五十三歲、四十六歲，四十五歲至五十四歲十年之間，佔全體的88％。本次的調查結果顯示，停經平均年齡為四十九歲。月經不順開始在四十五歲，停經若以五十歲計算，則更年期應是指四十五歲至五十五、五十六歲的十年間，是成熟期至老年期的過渡時期。

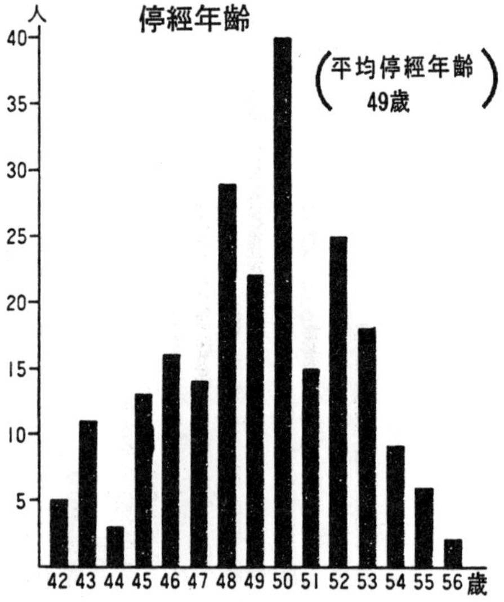

然而，性中樞的運作，並非不受任何外力的影響，控制性中樞的因子，非常複雜，卵巢分泌的性荷爾蒙，是其中一種，這種荷爾蒙利用流量的大小，控制性中樞的活動。當血液裡，性荷爾蒙的流量降低時，下視丘放出性腺荷爾控制因子，催促腦下垂體分泌性腺刺激荷爾蒙，增加性荷爾蒙的流量。

性中樞（下視丘）、腦下垂體、卵巢之間，就是如此地互相影響，類似恆溫箱內自動控制系統的功能（參照附圖）。

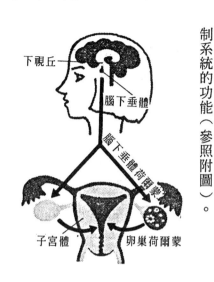

大致上來說，性中樞也會受到精神壓力的影響；來自末梢神經的刺激，會經由大腦皮質，傳達至下視丘，這種外來的環境刺激，是形成無月經的原因。

也就是說，月經能否能以規律的週期反複來潮，決定於下視丘、腦下垂體、卵巢等系統的機能，是否能順暢地運作；當然，健康的子宮是先決條件，這是無庸贅言的。

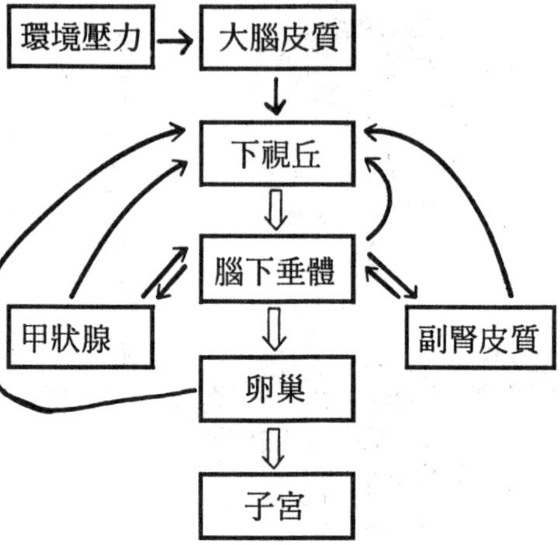

性機能的交互作用理論

在理論上，下視丘——腦下垂體——卵巢系統的荷爾蒙，和下視丘——腦下垂體——副腎上腺系統或甲狀腺的荷爾蒙之間，會相互作用，所以這二部分中，有任何一個器官異常，都會造成月經不順。

上圖清楚地列出上述器官之間的交互作用。

月經的週期

性成熟期裡，月經伴隨排卵的週期，每隔二五～三八天出現一次，每次持續三～七日。無排卵的月經週期不穩定，持續日數較長。

接下來我們將針對子宮出血的週期性過程，做個說明。

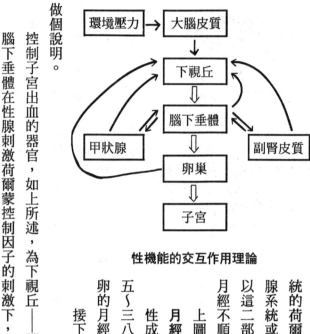

控制子宮出血的器官，如上所述，為下視丘——腦下垂體——卵巢系統的荷爾蒙。

腦下垂體在性腺刺激荷爾蒙控制因子的刺激下，首先分泌卵胞荷爾蒙（ＦＳＨ），卵巢

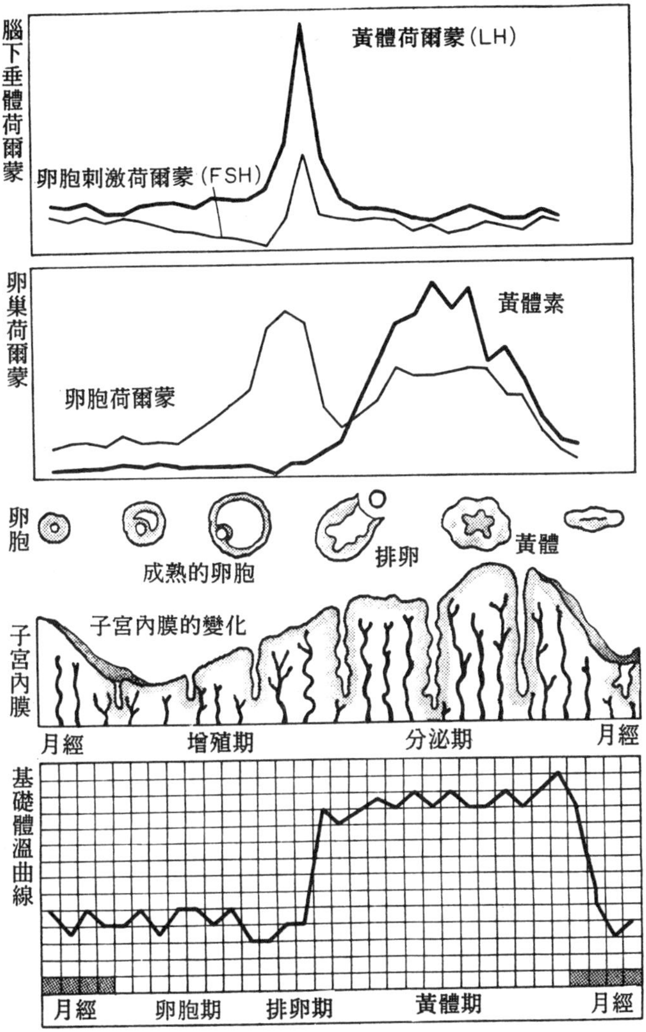
腦下垂體荷爾蒙
黃體荷爾蒙(LH)
卵胞刺激荷爾蒙(FSH)
卵巢荷爾蒙
黃體素
卵胞荷爾蒙
卵胞
成熟的卵胞
排卵
黃體
子宮內膜
子宮內膜的變化
月經
增殖期
分泌期
月經
基礎體溫曲線
月經
卵胞期
排卵期
黃體期
月經

正常的月經週期

裡既有的卵胞成熟後，分泌卵胞荷爾蒙，性中樞接收到卵胞荷爾蒙數量上升的訊息，下令放出性腺刺激控制因子，腦下垂體於是分泌黃體荷爾蒙（ＬＨ），刺激排卵活動的進行。

卵巢排卵之後，黃體形成，並且開始分泌黃體素和少量的卵胞荷爾蒙，在這兩種性荷爾蒙的交互作用之下，子宮內膜展開週期性的變化。

如第四七頁附圖所示，月經之後，子宮內膜在卵胞荷爾蒙的作用之下，變得肥厚，子宮壁組織蜿蜒如蛇行，而動脈呈螺旋狀，此時卵子如果沒有和精子結合，黃體退化，黃體素如卵胞荷爾蒙同時減量，導致內膜中線圈狀血管發生循環障礙，於是子宮壁開始剝落，毛細血管出血，只留下子宮的基礎結構，月經週期於焉開始。卵胞荷爾蒙在月經開始後分泌量降低，自動控制系統於是要求下視丘再度分泌卵胞荷爾蒙控制因子，腦下垂體因此增加卵胞刺激荷爾蒙的分泌量，如此周而復始地進行。

從基礎體溫的變化來看整個月經的週期，我們發現，在卵胞期時體溫降低，排卵後由於黃體素的作用，下視丘內的體溫中樞受到刺激，溫度上升。卵子若未受孕，黃體則開始退化，基礎體溫也逐漸下降；當卵子和精子結合形成受精卵時，胎盤分泌性腺刺激荷爾蒙，體溫維持原來的高水準。製作基礎體溫表，能夠推測排卵日期，黃體素的機能，與妊娠之有無。

最近有所謂的體外受精術，比以前更能正確地預測排卵時期。到目前為止，一般認為，所謂排卵日期，是指基礎體溫曲線的最後一個低溫日，亦即體溫的第一個或第二個上昇日。排卵前，血液中的黃體荷爾蒙開始上升，排卵之後更陡然上升。所以高溫出現後三日之內，是最易受孕的時期，想避孕的人要特別注意。

更年期裡荷爾蒙分泌的變化

從生物學的觀點來看，老化的現象於進入三十歲之後展開。對女性而言，更年期裡以荷爾蒙的變化最為明顯。這個變化出現在所有的荷爾蒙系統，並非僅是單一荷爾蒙上的變化而已，與性（腺）機能相關之下視丘——腦下垂體——卵巢系統，和與生命維持相關之下視丘——腦下垂體——副腎上腺系統，都會產生變化。（關於荷爾蒙的分泌與性週期的結構問題參照第四二頁）

下視丘內之間腦，和卵巢的老化次序問題，如同雞和卵的論爭，究竟誰先誰後難有個定論。有個實驗是這樣的：將成熟的卵巢，移植到失去生育能力的老化老鼠身體內，它的性週期依然如石沉大海；相反的，將老化的卵巢，移植至失去生育能力之成熟老鼠身體內，發現

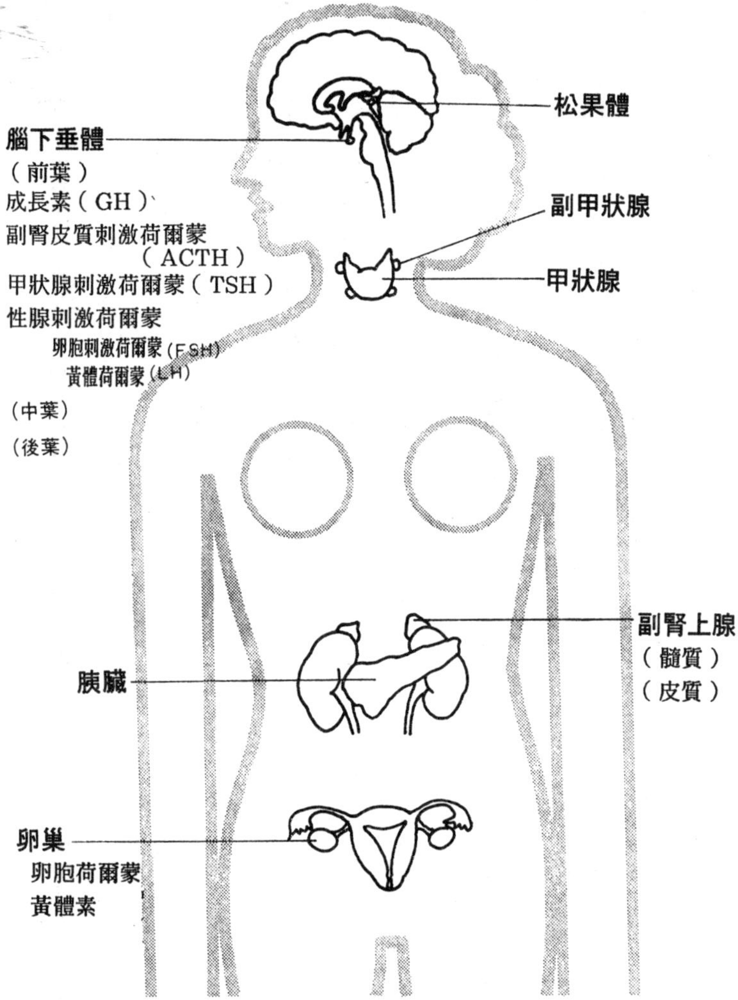

與性相關之內分泌腺與荷爾蒙

老鼠的性週期竟然得以恢復。所以，我們得到一個結論：老鼠的老化是從間腦開始的；因為即使移植新的卵巢到老化的老鼠身上，排卵的功能依然不會恢復；但是成熟老鼠的卵巢，即使換成老化的卵巢，由於間腦的功能仍然存在，性腺刺激荷爾蒙分泌正常，所以排卵能正常地進行。亦即，性腺機能的衰退，不是起於卵巢，而是由於間腦功能的老化。

這是以老鼠做實驗，所獲得的結果，它是否能應用到人類身上呢？還是未定之數，因為另外有人用白老鼠做實驗，卻獲得完全相反的結果：移植老化的卵巢，到成熟的老鼠身上，發現白老鼠的性機能恢復了。這個實驗等於說明間腦的老化在卵巢老化之前，所以老化的白老鼠才可藉移植卵巢，恢復性週期。

現在，先把間腦和卵巢的老化問題，擱在一邊兒；從上述的實驗，我們發現：更年期的症狀，起於卵巢荷爾蒙分泌下降，而腦下垂體所分泌的性腺刺激荷爾蒙，卻比性成熟期增加許多，這種狀態會持續十年之久。

腦下垂體分泌的荷爾蒙一共有三種：卵胞刺激荷爾蒙（ＦＳＨ）、黃體荷爾蒙（ＬＨ）與性腺刺激荷爾蒙。在更年期裡，由於卵胞刺激荷爾蒙，和黃體荷爾蒙的比率發生變動，於是引起後面所述的更年期異常出血。

在臨床上曾經有人，利用停經婦女增加的性腺刺激荷爾蒙，做為排卵誘發劑，製造生下五名子女的喜訊。

性腺（卵巢）所分泌的荷爾蒙有黃體素與卵胞荷爾蒙兩種。

測量黃體素在尿液中的含量，可以做為是否進入更年期的判斷標準。許多婦女進入四十歲以後，卵巢已經進入退化時期，卵胞荷爾蒙的分泌量很低，但是到了五十歲以後，卵胞荷爾蒙的降低，成為一般人的普遍現象，進入六十歲之後，其分泌量已經減少到性成熟期的五分之一，此後將一直維持此一比值，不會減少，亦不會增加。

分泌卵胞荷爾蒙的器官，除卵巢之外，左右腎臟上的副腎上腺，也會分泌這種荷爾蒙。在停經之後五～一〇年之內，卵巢和副腎上腺同時分泌卵胞荷爾蒙，年齡漸長後卵巢的功能消失，只剩下副腎上腺繼續維持分泌的功能。

黃體素是性腺分泌的荷爾蒙之一，它會隨著尿液排出體外，卵巢的老化程度愈高，黃體素在尿液中的含量則愈低，更年期以後，卵胞荷爾蒙的分泌量，急速下降，所以更年期的卵胞荷爾蒙和黃體素的比值，比性成熟期來得高。這種平衡失調的結果，會引起更年期異常出血或其他障礙。

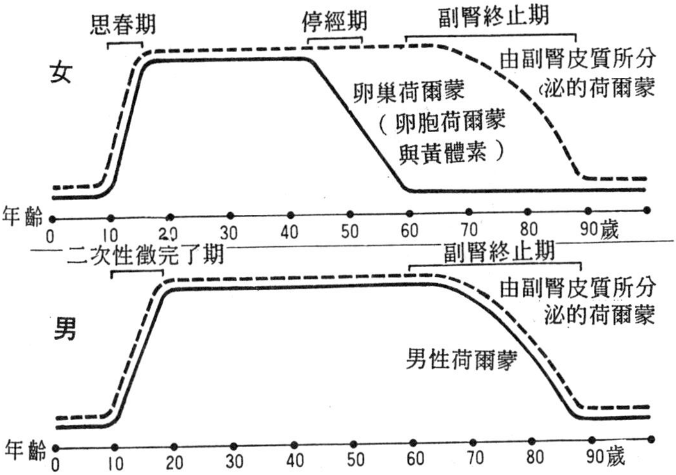

女性和男性在荷爾蒙分泌上的差異

如前所述，更年期裡出現的荷爾蒙變化，同時發生在卵巢系與副腎上腺系。

腦下垂體所分泌的副腎皮質刺激荷爾蒙（ACTH），在更年期裡，分泌量會突然大量增加，這是因為副腎皮質的反應能力降低的緣故。但是這種變化，在卵巢上並不明顯，這是因為副腎上腺系統的主要功能，在於維持生命，而卵巢職司生殖。

副腎皮質除維持生命的功能之外，和生殖亦有極大的關聯性，副腎上腺的產量，思春期以後逐漸增加，至性成熟期達到最高點。進入更年期之後，卵巢所分泌的卵胞荷爾蒙，因卵巢機能減退而減少，間接造成腦下垂體所分泌的性腺刺激荷爾蒙分泌量上升，促進副腎加量分泌卵胞荷爾蒙，這一連串的交互影響過程，真是饒富趣味。

卵巢和副腎一樣，受到間腦和腦下垂體的控制，除此之外，甲狀腺和性腺的機能也有很大的關聯性，甲狀腺機能亢奮時，可能出現過少月經或無月經的症狀，當甲狀腺機能不足時，可能出現機能性出血，或過多月經的症狀。

更年期裡甲狀腺亦會產生變化，一般認為，這是腦下垂體——卵巢系統機能的變化所引起的變動。年齡愈高，甲狀腺的功能愈差，其他的內分泌器官的情況亦同，於是基礎代謝、體溫等，產生連鎖反應，發生變化。

記錄更年期裡的每個月經週期

雖然突然進入停經期的婦女為數不少，但是大多數婦女，是經過一陣子的週期或期間或量上的混亂期之後，才出現最後的月經。最後的月經出現後，一年之內未再出現月經，在一般的情況下，這表示停

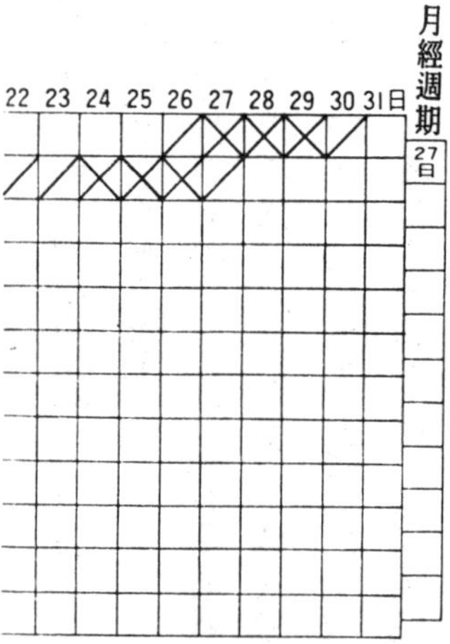

，至下次月經來潮前一日為止。

經期已經來臨。

詳細記錄每次月經來潮的日期，可以幫助我們，回顧自己月經來潮的過程，預測停經的可能日期，並且做為身體狀況的判斷依據。

停經一年之後，再見月經來潮，應當請專門醫師診斷，是否為子宮癌的症狀，這時這張月經來潮記錄表，就能發揮效用。

依照下圖，製作月經來潮記錄用月曆，用特別的記號確實記錄月經出血量、頭痛、下腹疼痛、腰痛、白帶、脹乳、性交等的情況，接受診療時，隨身攜帶妙用無窮。

月經記錄用月曆

	1	2	3	4	5	6	7	8	9	10	11	12	13	14	15	16	17	18	19	20	21
1月																					
2月																					
3月																					
4月																					
5月																					
6月																					
7月																					
8月																					
9月																					
10月																					
11月																					
12月																					

⧄少量　　⊠普通量　　月經週期：月經開始之日起

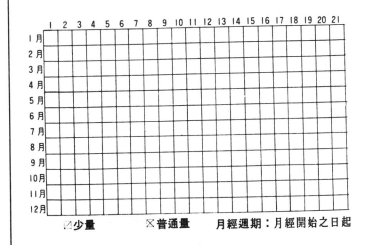

更年期的月經

性成熟期裡，正常的月經結構，如第四一頁所述，現在我們來看看，進入更年期之後，月經結構所產生的變化。

關於更年期裡，荷爾蒙分泌的變化，在前面已做詳細的敍述（參照第四九頁），下視丘——腦下垂體——卵巢系統的荷爾蒙分泌情況，和自主神經中樞的機能，有非常密切的關係；並且它也和大腦皮質的神經、精神活動有很深的關聯性，正因為如此，各式各樣的精神上緊張，才會造成更年期、思春期、或性成熟期的月經異常。

更年期和性成熟期不同，下視丘和卵巢都已開始老化，於是引起性週期混亂，或月經週期長短變動不定。無排卵週期不僅常發生在思春期，也常出現在更年期裡。

雖然停經是遲早的事，但是在停經之前，混亂的月經週期會持續數年，首先排卵的間隔時長時短，斷斷續續，接著是無排卵月經，最後進入停經期；這一段時期可能維持數月到數年之久，因人而異。

至停經期為止，數年之間，月經容易出現：週期混亂（時早時晚）、血量變化不定（時多時少）、日數不一（時長時短）等情況，和從前月經週期順暢時期，大相逕庭。然而，略過此一月經不順時期，直接進入停經期的婦女亦為數不少。

後面將要敘述的機能性出血，是更年期常見的症狀，這和荷爾蒙分泌異常，有很大的相關性。

性器上顯著的變化

更年期女性身體內的變化，以卵巢最為顯著。

卵巢的老化，在進入三十五歲之後已經開始，黃體的製造能力逐漸喪失，進入更年期之後，卵巢的組織產生變化，結合組織增生，內膜變厚，不再排卵；和性成熟期比較，卵巢的體積隨著年齡的增加，而逐漸縮小，到了更年後期，黃體的形成能力幾乎完全喪失。

從問卷調查的結果說起

月經不順的開始年齡

月經不順的開始年齡以45歲最為普遍，其次46歲、44歲，以40歲後半期至50歲左右分布最廣。

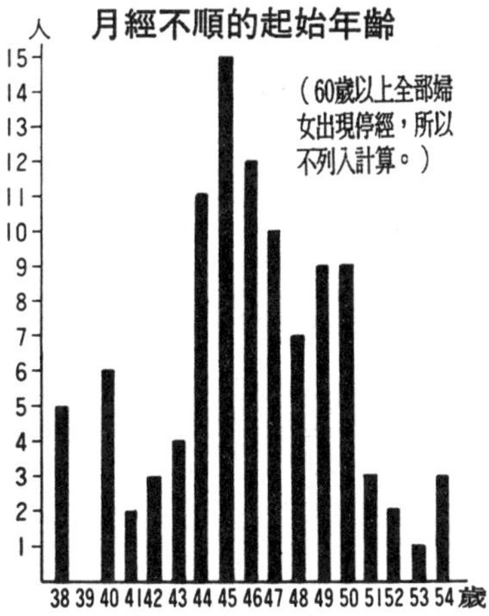

其次我們來看看子宮的變化。

更年期初期，即使子宮產生變化，也是小量的變化，除非出現子宮肌瘤，子宮才會出現急遽膨脹的現象。

更年期後期開始，子宮開始萎縮，子宮頸部與體部逐漸縮小；體部和頸部的比例，和成熟期不同，恢復思春期時子宮的形狀。另外成熟期出現的膣部糜爛現象消失。

並且，到目前為止，週期性子宮內膜增厚的週期，進入更年後期之後，開始混亂，引起更年期不正常出血或月經異常的症狀，更年前期裡，自主神經失調性子宮淤血，是造成上述症狀的主因，而在更年後期裡，子宮逐漸萎縮，血管退化，子宮的出血量降低。

膣或外陰部亦伴隨更年期，產生變化。

更年前期幾乎不會出現膣萎縮的症狀，年齡逐漸增高，膣會因為萎縮而變窄，而膣壁的彈性、潤滑性也會一點一滴地消失，但是膣的入口不會因而變窄。

生物體存在個別的差異性，所以膣的老化（萎縮）也因人而異，這是無庸贅言的。丈夫、生產經驗都是造成膣的老化產生遲速不同的原因。減緩膣的老化因素之中，以有丈夫，和有生產經驗為最大主因；現在仍進行性行為的婦女，膣可維持成熟期女性的狀況，直到相當

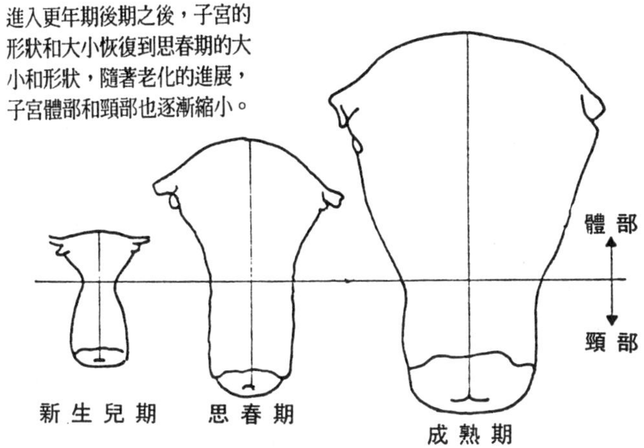

進入更年期後期之後，子宮的形狀和大小恢復到思春期的大小和形狀，隨著老化的進展，子宮體部和頸部也逐漸縮小。

不同年齡期的子宮變化

老時。

所以，千萬不要主觀地認為，更年期裡性慾降低，而放棄性行為；藉著夫婦之間的愛情交流，能防止腟部的老化。

腟的內部，在更年期後期，因卵胞荷爾蒙分泌量降低，而產生變化，肝糖減少，使腟內部的pH值升高，對細菌的抵抗能力逐漸降低，極易發生腟炎。

這是因老化所引起的腟炎，所以稱為老人性腟炎，這個名詞對不服老的人而言，是相當大的打擊，所以醫學界一直思索其他較容易接受的名詞，例如：萎縮性腟炎、黃昏腟炎、老化腟炎、更年期腟炎、退化性腟炎、或腟炎等，但聽起來，似乎仍然令人毛骨悚然。

腟口過了更年期之後，開始萎縮，老年期裡更為縮小。

另外外陰部也會產生變化，一般是由於皮下脂肪減少所造成的。陰毛變白，一般而言，比白髮出現得晚。

全身性老化

隨著年齡的增長，任何人都會產生全身性的變化。「二五歲是女性肌膚的轉捩點」，年齡再長一點兒，不僅肌膚，全身都會發生變化。

身體的變化

上部胸腔內器官，和免疫有極大的關聯，思春期之後，其體積逐漸萎縮，到了性成熟期末期，更年期初始期，它的大小已經退化到幾乎不見的程度，造成免疫能力降低。

年紀愈大，出現老人癡呆的機率愈高，這是衆人周知的事實，但是您知道嗎？初生之兒，腦細胞約一〇〇億，一直成長到二十歲為止，此後腦細胞逐日減少，到三十歲以後，每日以五萬個的速度逐漸死亡，這個數字可能因人而異，但是有一個事實是可以肯定的，腦部血液不足時，細胞壞死的速度會加快，這正是動脈硬化會造成老人癡呆症的原因。

心肌隨著年齡的增長，逐漸老化，收縮力降低，從心臟送出血液的數量也逐漸減少。

因動脈血管硬化喪失彈性，血壓值逐年緩緩上升，雖然不能因此論斷更年期女性，都有高血壓症狀，但是血壓變動不定的傾向，是所有更年期女性共通的毛病；儘管如此，大多數人的血壓還是維持在正常範圍之內。

肺機能也會產生變化，肺活量減少，動脈血管的氧氣輸送能力下降。

牙齒愈變愈脆弱，是最為平常的症狀。

胃粘膜萎縮，腸管蠕動異常，下痢或便秘經常發生。

腎臟機能降低，腎血流量減少。

新陳代謝能力，過了三十歲之後，緩慢降低。體內的組織或臟器萎縮，功能下降，造成其工作能力低下。

但是，這些老化的症狀不會突然出現，老化的速度，因每個人基本上的差異，有所不同，無論如何，老化是緩慢進行的。血管的活力、飲食、壓力、香煙、運動都是減緩老化的重要因素，關於這點容後再述。

前述免疫能力低下，老年人和易受細菌感染、或癌症發病率較高，有重要的關聯性。更年期幾乎可以和癌症年齡相提並論。

肥胖或削瘦，可能和更年期的脂質代謝能力有關。據估計肥胖症患者的數目，要比研究報告裡所發表的數目，多30%左右，而削瘦症患者則為數較少。當然肥胖症的生成原因和時代、環境、飲食習慣有關，但是甲狀腺功能降低，或間腦機能失調也不無關聯。這種症狀可說是多腺性機能失調所引起的失常。

更年期裡皮膚也會產生變化，和嬰兒時期捏得出水來的柔嫩肌膚、滿面青春痘的少女健康肌膚、年輕女性的美麗肌膚相較，增齡的變化在更年期的肌膚上表露無遺，皮膚的乾燥感、搔癢感、緊綳與鬆弛、皺紋增加、濕疹、容易流汗等。另老人斑、浮腫、髭等變化也十分常見。這些變化和荷爾蒙平衡系統異常、自律神經系統的異常有關，基本上卵巢老化的進行，也會引起更年期肌膚的變化。

年紀大了以後，泌尿系統也會產生變化，許多人有頻尿、排尿後不快感的煩惱。外陰部紅腫、不快感、搔癢等都是自律神經系統失調的症狀。

骨骼或關節也會產生變化，膝關節、肩關節等關節痛是更年期後普遍的毛病。腰痛、肩膀酸痛等肌肉疼痛也經常出現。

眼睛是年齡增長後，最先出現問題的部位，因為水晶體的老化，遠近的調節能力降低，引起老花眼，無論近視或遠視的人都會發生。四十歲過後，就會出現老花眼的症狀，如果不加以治療配戴眼鏡，會造成眼睛疲勞、頭痛、肩膀酸痛、嘔吐等症狀。

聽力也會隨著年齡的變化而降低，四〇歲以後，高音的聽力降低、內耳異常、頭暈、耳鳴、聽力減弱是主要的症狀，這和更年期女性自主神經失調有很大的關聯。

除上述身體上的變化之外，在精神上，加齡也會引起若干變化，這和腦部老化、動脈硬化等有很大的關聯。加齡使精神層次的活動量、活動能力降低，使更年期的人容易忘記老朋友的名字、丟三落四等。

精神上的老化，主要出現以下症狀。

記不住新的事物，即使記下也立刻忘記，對過去的記憶涓涓不露，反複敍述自己過去痛苦的經歷，暴躁、頑固、自我中心、不關心周圍發生的事物、疑心病、孤獨、厭惡巨大的響聲、守舊不喜更新，收集一些無用的東西等。有人在四〇歲左右即已出現上述症狀。這種精神上的老化速度因人而異，無論如何，年齡愈大老化情況愈嚴重。

上述全身性的老化，因人而異，有人在四十歲時已出現症狀，有人六十歲過後才出現。

另外可能有人只感覺肉體上的變化，而無精神上的變化。

妊娠的可能性

進入停經期之後的女性，會產生性解放的反應，因為停經意味著妊娠的可能性降低，不必再擔心懷孕的問題。是否停經代表著妊娠不可能再發生呢？

確實，四十歲過後，月經開始不順，無排卵週期的頻率增高，妊娠可能性降低。因為排卵頻率降低，並非完全不排卵，所以只要時機得當，仍有妊娠的可能性，避孕措施應當再繼續一段時間。

那麼，到什麼時候，才不用再擔心懷孕的問題呢？當然這個問題的答案，因人而異，以我的病人而言，五十三歲是最高的年齡，在文獻上，有更高齡的記錄。但是一般而言，超過五十歲以上的例子，非常稀少。

在月經不調的時期裡，難以利用月經做為判斷是否懷孕的依據，有人甚至在無月經時，懷疑是否為懷孕或停經的徵兆。這時候，只要上一趟醫院，就可水落石出。但是，如果您懶

基礎體溫表

在月經順暢時期，基礎體溫呈現二極化的反應，高溫和低溫期的界線明顯。進入更年期之後，低溫期變長，低溫期和高溫期的差別幾乎消失，高溫期縮短，甚且高溫期完全不見。

這意味著卵巢的功能減弱。

雖然，每天早晨在床上測定體溫（舌下溫度），並且記錄下來，是相當麻煩的事，但是，這卻是避孕上必須的工作。

在更年期裡，儘管卵巢老化，妊娠率降低；但是，正因為月經週期不定，反而容易造成避孕失敗懷孕的情況。一般而言，無排卵月經是更年期婦女較常見的狀況，然而仍有許多人，一直到停經之前，依然維持排卵。

經常有更年期婦人懷疑自己懷孕，前往求診，這時候，如果持有基礎體溫表，在判斷上就容易許多，看高溫期是否持續三週以上，就可加以判斷。有人甚至沒有注意到自己已經懷孕，造成流產，這時基礎體溫表亦能發揮驚人的威力。

請勿忘記，接受診查時，千萬攜帶基礎體溫表。

得上醫院，不妨用婦女體溫計，自行測量基礎體溫，妊娠時，即使高齡婦女，也會維持在高溫期。有測量基礎體溫習慣的婦女，把基礎體溫表帶到婦產科，請醫生診斷，也非常方便。

有些婦女，因為害羞，延誤診療時間，初診時已經是懷孕中期，所以希望有疑慮的婦女，不要猶豫，一有徵兆，立刻前往接受檢查，順便接受癌症檢驗。

更年期障礙

女性隨著高齡期的出現，性腺機能衰退，從性成熟期到老年期的這段時期，一般稱之為更年期；雖然更年期的來臨，是任何人必須經過的人生歷程，但是每個人的更年期多少有些差異。

從問卷調查的結果談起

家庭的結構與更年期障礙

小家庭的比例，佔全體受訪者的83％，而患有更年期障礙的受訪者中，73％是小家庭裡的成員，也就是說由親子以外成員之家庭，從全體的17％增加到更年期障礙患者的27％。足見複雜家庭裡的人際關係，是造成更年期障礙的原因之一。

家庭結構

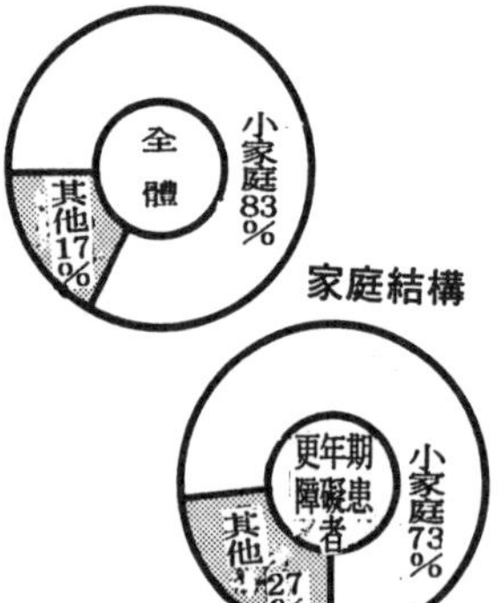

思春期的來臨，無論是乳房的發育、陰毛、或初經來潮，都因人而異，此後月經的來潮是否順暢，也各有各的不同。

進入性成熟期之後，有人結婚、生子，有人沒有結婚，有人流產或墮胎，有人長子宮肌瘤、卵巢腫瘤，這些形成女性豐富的一生。

在這種生命歷程之中，迎接女性的更年期，有人琴瑟和鳴，有人寡居；有人有職業，有人賦閒在家，有人兒孫滿堂，有人無嗣承歡膝下，當然更年期的出現方式，也是十人十色，各個不同。

從本次的問卷調查中，這個現象也十分明顯，有人無病無痛地度過更年期，有人走訪名醫，尋藥治療才勉勉強強地度過更年期；有人積極地做體操或瑜伽，有人在園藝中尋找樂趣。

職業與更年期障礙

本次問卷調查的受訪者中，60％擁有職業。患有更年期障礙的人數，佔有工作者人數的77％，和全體的83％相較，略遜

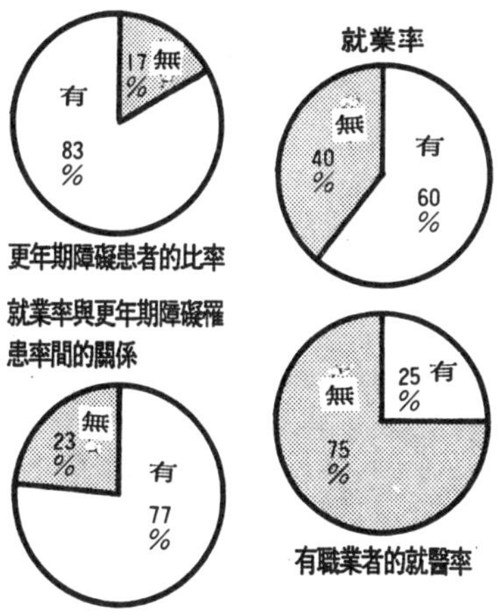

更年期裡容易出現各式各樣的心理或生理上的異常現象，所謂更年期障礙是指：自覺異常，並感到痛苦難當，而產生求醫意願的更年期異常症狀。但是單從更年期，或障礙這兩個名詞，不能給人清楚的概念。有人提倡，把此時期出現的，各式各樣的心理或生理上的平衡失調，稱為更年期失調，而把程度較嚴重的稱為更年期症候群。這兩個名詞，比較容易表達疾病本身所代表的意念。

一般被習慣性的稱為更年期障礙，或前述所謂更年期症候群的症狀，如下所述。

(1)血管輸送神經的異常。

(2)精神神經的異常。

(3)知覺異常。

(4)運動器官異常。

一籌。另外，從就醫率來看，更年期障礙患者中有25%向醫師求助，這些人之中以從事護士、教師等勞心勞力工作者佔最多數。

職業婦女感受較大的精神壓力

我們可從精神和肉體兩個層次，分析工作和更年期障礙之間的關聯性。

從生理方面來看，回答患有嚴重更年期障礙的人數，是接受診療人數的25%，比全體的22%略高。

然而，回答在精神上患有嚴重更年期障礙的人，就診率只佔30%，比全體的24%略高。從這兩個數值來看，精神上的壓力是造成更年期障礙的主要因素，它的影響力比身體上的疲勞大很多。

(5)皮膚分泌異常。

(6)泌尿器官異常。

(7)消化器官異常。

以上症狀出現的頻率，會因受訪者的年齡而有差異，主要的症狀是：肩膀酸痛、頭痛、倦怠、腰痛、顏面發熱、悸動、畏冷症、焦躁、暈眩、發汗，另外尚有關節疼痛、便秘、失眠、口乾舌燥、記憶力減退、耳鳴、皮膚的知覺異常、憂鬱、頻尿等，十分複雜。

隨著年齡的變化，被上述症狀所擾的比例，如第七一頁，問卷調查結果所示。

四十五歲之前有三分之二的女性，出現更年期障礙的症狀；四十五歲以後，五十歲以前的女性中，有八十八・五％；到了五十五歲以後，惱於更年

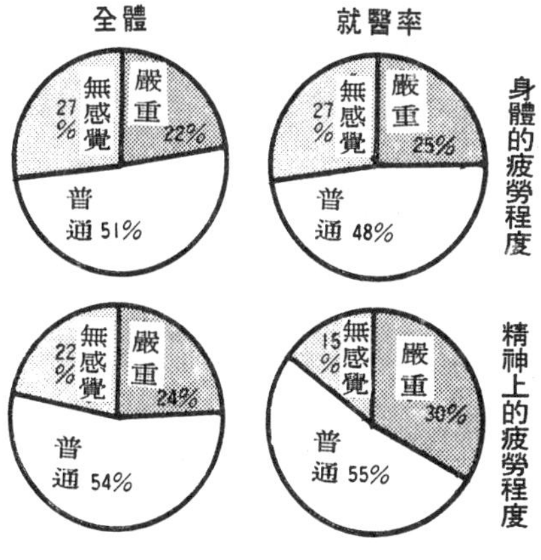

從問卷調查的結果說起

流產經驗和更年期障礙的關係

有過流產經驗的女性，更年期障礙的發生率為78％，比全體的83％低很多，足見流產的經驗和更年期障礙沒有直接的關聯。

流過產的婦女的更年期障礙罹患率

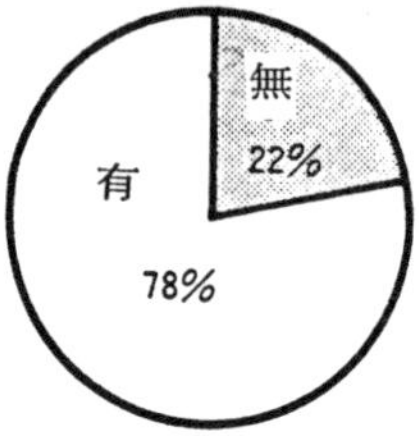

口服避孕藥的使用率與更年期障礙罹患率之間的關係

有服用口服避孕藥經驗的女性，更年期障礙的罹患率為79％，和全體的83％相較略低，可見口服避孕藥的使用經驗和更年期障礙的發生，沒有直接的關聯。

口服避孕藥使用者的更年期障礙罹患率

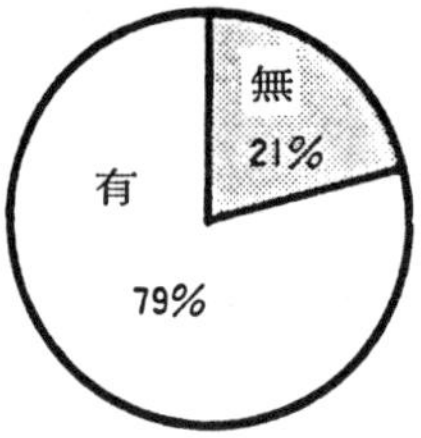

期障礙的比率，已經達到九〇・九％，換句話說，每十人當中，有九人自覺更年期障礙的症狀。

但是曾經向醫師求助的人口，四十五歲以前的女性，只有十八・六％；四十五歲以後的

年齡與更年期障礙

症狀＼年齡	35歲～40歲	40歲～45歲	45歲～50歲	50歲～55歲	55歲～60歲
有症狀者	65.7%	68.2	88.5	84.4	90.9
	46人/70人中	88/129	138/156	103/122	70/77
無症狀者	34.3%	31.8	11.5	15.6	9.1
	24人/70人中	41/129	18/156	19/122	7/77
就醫率	17.1%	18.6	32.1	40.2	45.5
	12人/70人中	24/129	50/156	49/122	35/77

女性有三十二・一%，約佔三分之一；五十五歲前的女性有四〇・二%；五十五歲以後的女性有四十五・五%，約佔二分之一。大約一半以上的女性不自覺身患更年期障礙，五十五歲以後的女性中，約有九・一%仍然不自覺有所謂的障礙存在。

一般認為，高齡是造成更年期症候群的主要原因，雖然每個人的症狀都不盡相同，但是問題大多出在下視丘——腦下垂體——卵巢系統的荷爾蒙分泌失調，或自主神經失調。這種荷爾蒙分泌上的變化，進行得非常緩慢，所以多數人不自覺其變化；相反的，對那些原來患有自主神經的平衡失調症的人而言，稍微的內分泌失衡，都會引起巨大的不適。另外更年期障礙的發生和環境、性格不無關係，內心裡糾纏不清的煩惱，會以症狀呈現出來，因為基本上，生理和心理是相互影響的。

在治療更年期症候群時，除了將外在的症狀列入考慮之外，必須清楚地鑑別加重症狀的因素。

有些更年期障礙能在丈夫的協助下減輕症狀

四十八歲的谷翠女士（台北市）說，她最近四肢無力，精神懶散，容易疲倦，做什麼事都提不起勁，因此覺得十分懊惱。她的先生見她如此，積極地邀她一同出國觀光，原本毫無興趣的谷女士，在先生的力邀之下，一起同往；想不到玩一趟回來，那些症狀竟然一掃而空，從此神清氣爽。

想必很多人都有過類似的煩惱，年齡相近的夫妻，健康的男性在五十歲左右，無論在體力、或精神上，都不會予人衰老之感，原本懶洋洋的太太，如果能和深愛的丈夫一塊兒爬山、健行，在丈夫的鼓勵下多運動，那麼頭痛、肩膀酸痛的情況，可能在不知不覺中，好轉許多。即使症狀依然存在，也會因為注意力轉移，而不覺其苦，如此一來食慾就能恢復，失眠的情況也會改善。

相反的，家庭問題會使更年期症候群的症狀，更加嚴重。事實上，更年期是人的一生中，極易出現問題的時期，丈夫纏綿病榻或調職、住宅問題、公公、婆婆問題，子女的升學、就職、戀愛、經濟問題等，再加上夫妻感情不睦，兩重困難重疊，會使痛苦的程度加深。

雖然都是更年期的症狀，但是家人和平相處，洋溢天倫之樂的家庭氣氛，夫妻間鰈鶼情深的感情，會使症狀緩和許多，這和拉馬氏生產學習法所造成的效果相同。學過拉馬氏生產法的人都知道，在丈夫的協助下，孕婦於分娩之際，能以愉快的心情享受生產的喜悅，而忘記疼痛。

對自覺老態的妻子而言，丈夫溫柔的憐愛與關懷，能鼓勵更年期女性，勇敢地迎接更年期的到來，戰勝更年期的障礙，我們期待每一個丈夫，都能協助更年期的妻子度過難關。

從問卷調查的結果看停經所造成的生理、心理影響

看完問卷調查裡，受訪者對停經的看法或感想，我發現，停經對更年期婦女的心理影響，可分為三方面：一、解放感：每月一次的週期性煩惱消失，心情輕鬆無比。二、安全感：

懷孕的顧慮消失，覺得十分安心。三、感傷：彷彿人生已到盡頭，覺得悵然若有所失。

停經大多出現在五十歲左右，早的話三十歲以後，晚的話五十五歲，關於這點前面已經詳述，不擬多做討論。三十餘歲就已停經的婦女，大多是因罹患卵巢或子宮方面的疾病，被迫摘除子宮，才會造成經期提早結束，女性在這種情況下，特別容易失去自信心，自覺喪失女性的特質，不能算是完整的女人。這種半個女人的愁緒，到了更年期時，和前述所謂「悵然若有所失」的感情兩相結合，形成更年期特有的精神狀態。

不僅是停經，更年期前後出現的姿色衰退、皺紋、皮膚鬆弛、老人斑、白髮、老花眼、腰腹部肥厚的脂肪圈、關節痛等肉體上的衰弱、或平衡失調、記憶力減退、衝勁不足等，會使更年期婦女更加失去生活的自信。

另外，家庭問題、老人問題、家族疾病、子女升學、就業、丈夫調職、退休問題、住宅問題等多重問題，交相煎熬的結果，造成鬱鬱寡歡的情緒低潮。

因不被需要而感不安，和對健康狀況的不安相結合，造成焦躁、鬱悶的心理狀態，於是失眠的情況愈來愈重，情緒起伏不定。這種精神上的不安，與身體上的不適交相作用，惡性循環，使生理、心理的病況愈來愈嚴重，在臨床上不乏此種例子。

但是，另外有些人，完全沒有上述不安的情緒或困擾，生活上充滿生命力，不知老之將至。還有許多人，雖然感受到更年期的不安，依然努力調適自己的情緒，設法度過黑暗的更年期。

上述的更年期反應，和其人的性格有很深的關聯性。平時開朗、有彈性、樂天派的人，即使面臨更年期出現的生理、心理變化，或停經，也挺立不搖。而平常就小家子氣、喜歡鑽牛角尖的人，會對身體的衰弱、丈夫、子女的離去，容易感到悲淒；停經之後，更覺得失去身為女人的意義，蜷伏於灰色的痛苦之中。

那麼，該以什麼樣的心情度過這段時期呢？請針對以下幾個方向，跟我一起思考。

男性也有更年期嗎？

女性的性（腺）機能，隨著年齡的增長，產生顯著的變化。思春期裡，初經來潮，排卵開始，而在卵巢衰退期裡排卵停止與停經，每個時期都有清楚的變化。在這兩個時期，隨著卵巢功能的變化，全身的內分泌環境也會產生變動，進而影響自主神經系統。

相反的，我們現在來看看男性的性（腺）機能的變化。和女性一樣，男性在思春期裡，睪丸的機能活潑，變聲、長喉結、鬍鬚、陰毛的發育，夢遺等第二性徵出現，但是男性到了五〇歲以後，不會像女性一樣，出現性腺萎縮的現象，雖然男性的性（腺）機能，會因年老而逐漸減弱，但是精子的製造能力不會因此消失，此後數十年內仍維持相同的狀態。

因此，在女性身上所發生的，更年期戲劇性的變化，不會在男性身上出現，但是因年齡增長而產生的全身性變化，在同齡男子身上，也會發生。老花眼、頭髮花白、齒牙動搖、體力減退、骨質疏鬆、肩膀酸痛等，渾身是疾。另外高血壓、心臟病、糖尿病等成人病的發病率增高，也是不可避免的。

在這個時期裡，妻子的更年期障礙、子女的升學就業問題、雙親的老年人問題、工作上的晉升問題、尊卑的地位變遷與人際關係，退休後的生活問題，升職瓶頸的心理壓力等，都會增加初老期憂鬱症的發病率。

為了抗拒體力衰退的心理壓力，故意做年輕的打扮，交年輕的女朋友，和妻子之間的隔閡等，無一不是造成家庭破裂的導火線。做妻子的，在自憐於自己的體力退化、姿色漸衰之際，不妨多多關心丈夫在心理上、生理上的變化。

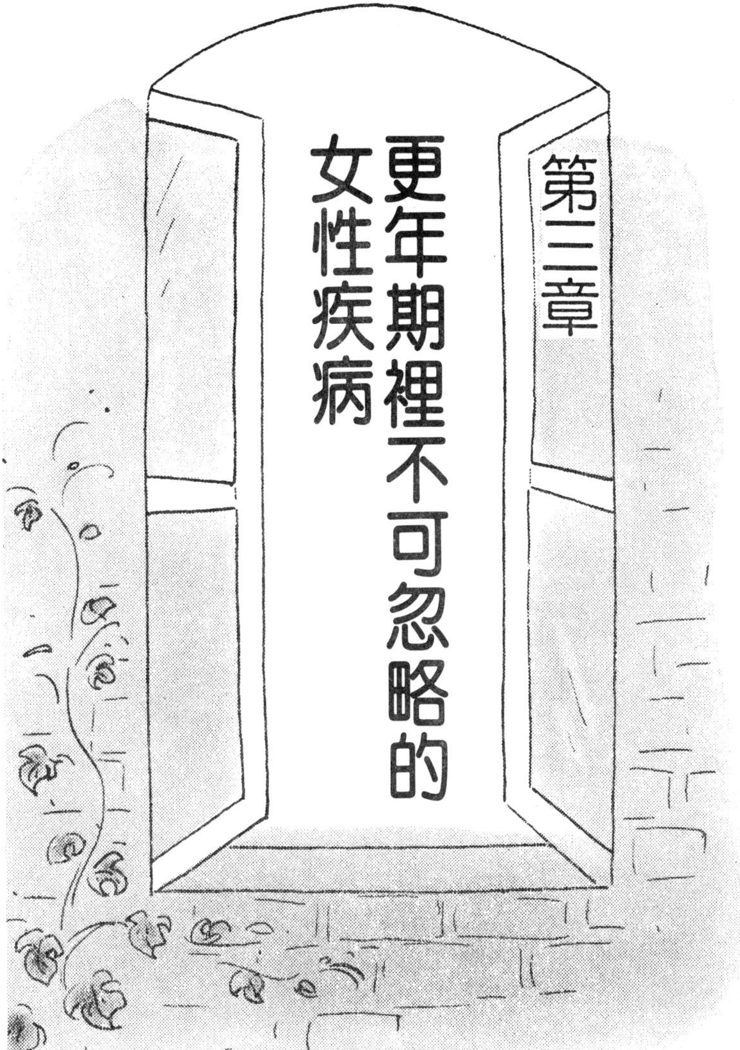
第三章
更年期裡不可忽略的
女性疾病

子宮癌——一種只要定期接受檢查就無須恐懼的癌症

見證——一張明信片，救了一條命

連惠子女士（CA縣），今年五十三歲。五年前被診斷為子宮癌，戰戰兢兢地接受手術。一個月前，連女士做完定期檢查之後，主治醫師拍著她的肩膀說：「恭禧妳，手術以來，妳已經平安地度過五個年頭，今後可以安心了，因為妳再也不會有發病的危險！」

連女士想起五年前，那張將她從鬼門關拉回來的明信片，不禁感慨萬千：「當時若非斷然寄出那張明信片，恐怕……」數年前，連女士接獲衛生所的集體癌症檢查通知，但是連女士認為自己不可能罹患該種惡疾，所以不予理會。事隔數年，五年前某日，連女士不知怎麼地，總覺得心裡怪怪的，於是下定決心，寄出子宮癌檢查申請表，當時她還邀請鄰居的太太一同去，但是鄰居一口拒絕。結果只有連女士一人接受檢查，檢查報告出來後，醫生告訴她：「妳已經罹患子宮癌，不過是最早期的，動手術就可治癒。」

不久鄰居的那位太太搬家了，連女士還一直擔心，她是否會在新搬去的地方接受檢查呢？

見證——婆婆因子宮癌亡故，所以積極地接受子宮癌的檢查

李張美智女士（某市）今年五十一歲。十年前，當時六十八歲的婆婆以子宮癌去逝，至今李張女士彷彿仍聽到當時醫生的歎息：「對不起，令堂的癌細胞已經蔓延擴散了，要是早一點接受檢查就好了！只要早期發現，子宮癌並非不治之疾，反而是容易治癒的疾病。但是年紀愈大的女性，愈不願接受治療，所以送到我這裡來時，大多已經病入膏肓。」

自此以後，十年來，李張女士為了不使婆婆白白地犧牲，從四十五歲開始定期接受癌症和子宮癌的檢查。因為李張女士太過肥胖，具有癌症體質，所以在檢查子宮癌的同時，也接受全身性癌症檢查，以防萬一。

「雖然，我也知道，如果檢查出來，是不好的結果，我會非常煩惱；另一方面，又

覺得每次的檢查結果，都是百分之百的健康，不浪費檢查費。但是，想起婆婆臨終前，和疾病搏鬥的痛苦模樣，不覺心念一轉，毅然前往檢查。今後，我仍將持續接受定期檢查。

亞洲女性多罹患子宮頸癌

子宮癌的發生部位有二：一、和膣相連的子宮入口處，亦即所謂子宮頸；二、子宮體部。

日本女性的子宮頸癌發病率，約佔子宮癌發病率的九成。子宮癌和其它的癌症一樣，根本的病因仍然是個謎，但是可以確定的一點是：子宮頸癌和性生活有很大的關係。如果將子宮頸癌嚴密的區分，可分成扁平上皮癌和腺癌，扁平上皮癌，對未有過性經驗的處女而言，發生率幾乎等於零；一般認為，和男性維持性關係的女性，特別是早婚、多孕多產、性經驗豐富的女性，容易罹患此疾。另外，丈夫是包莖，或和一個以上的女性發生性經驗，妻子容易罹患子宮頸癌。不論如何，子宮頸癌的發病成因，除了內在的體質或荷爾蒙分泌狀況之外，和外在的性生活狀況也不無關係。

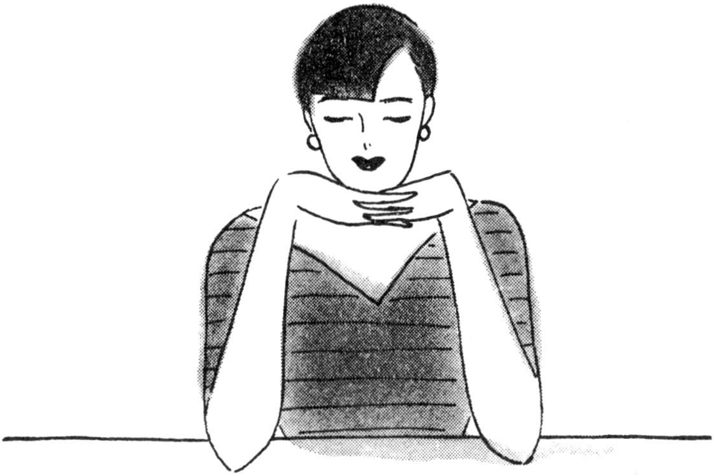

然而，這並不意味著，某些生活習慣的人，一定特別容易罹患子宮頸癌，簡單地說，只要是曾和男性發生性關係，有子宮的女人，都有可能得子宮頸癌。

早期發現，治癒率一〇〇%

所幸，子宮頸癌只要早期發現，治癒率高達一〇〇%，並且沒有再度發病的危險性。按照子宮頸癌的輕重程度，可分為第零期、第Ⅰ～Ⅳ期，而各期又可分為a、b兩階段。如果在第零期、或第Ⅰa期，就已經發現，在治療上非常容易，治療時間短，手術和切除子宮肌瘤一樣簡單。手術後的復原期也很短，經過五年之後，如果沒有再發病，表示以後永遠不會再生病變。然而，在臨床上也不乏第零期或第Ⅰa期子宮頸癌患者，經過適當的治療之後，不需五年就已接獲完全痊癒的好消息的例子。

那麼，要怎麼做才能早期發現呢？方法無他，唯一的方法是：定期接受檢查。

如本文最初，所介紹的兩名女性的見證一樣，一年一次，最好是半年一次接受定期子宮頸癌檢查，這樣就絕對不會遺漏任何細微的發病徵兆。特別要提醒您的是，早期的子宮頸癌，沒有任何自覺症狀。向來被視為子宮頸癌發病線索的「不正常出血、或性交時接觸出血」，實際上是癌症末期的症狀。如果病已經嚴重到這種地步，送醫的必要性自不在話下，但是千萬不要悲觀，它還有治癒的希望，因為子宮癌算是所有癌症中，最容易治療的癌症了。

現在政府以滿三十五歲為界線，凡三十五歲以上女性接受子宮頸癌定期檢查者，都能享受優惠待遇，所以三十歲、四十歲左右的就診率非常高。由於定期檢查人口增加，早期發現的例子也愈來愈多，完全治癒的女性，不在少數。但是，另一方面，「內診令人臉紅」、「月經已經停止了，沒有檢查的必要」這種躊躇不前的想法，卻是普遍女性的心理。另外，有些女性認為「如果醫師真的宣告我得子宮頸癌，我一定無法承受打擊！」事實上這些顧慮都是多餘的，積極地接受定期檢查，早期發現早期治療，一定能完全治癒。

日本的子宮頸癌技術，被譽為世界第一。各個縣市都主動通知婦女參加團體子宮檢查。

另外全國各醫療機關都設有婦科檢查站。而離島或偏僻區域則可利用加藤式自己擦過法，自己取樣後，寄回研究所接受檢查。

加藤式自己擦過法，是名古屋公衆醫學研究所的加藤新也所長，開發出的一種檢驗器具，使用這種檢查器具，自己採取細胞，送回研究所檢驗。（費用為二千五佰日元，以匯票郵寄，帳號：名古屋9－17401名古屋公衆醫學研究所　〒453名古屋市綠區長箴町4－23電話：052－412－3111）。

子宮體癌患者有日漸增多的趨勢

向來子宮體癌的患者以白人女性居多，黃種女性則較少；美國的子宮體癌患者，占子宮癌患者的二至四成，北歐諸國的比例約在三分之一左右。然而，最近亞洲地區的飲食習慣朝歐美化發展，其他的生活習慣，也向歐美看齊，所以亞洲女性，特別是日本女性，子宮體癌的發病率，近年以來，有逐年增高的趨勢。

子宮體癌在不足四十歲女性的身上，發病率微乎其微，以更年期至閉經期之間，五十～五十五歲女性，最易罹患此疾。五十五歲以上的女性之中，罹患子宮體癌者，亦不在少數。所以，有更年期不正常出血症狀、或停經以後再度出現月經狀況的婦女，務必接受子宮體癌的檢查。另外，子宮體癌和肥胖、高血壓、糖尿病體質有密切的關聯，因此，凡是肥胖、高血壓體質，特別是身患糖尿病的女性，必須接受子宮頸癌與子宮體癌雙重檢查。

子宮體癌的發病部位為子宮體部的內膜，所以檢驗時，必須做內膜組織的細胞診斷，插入直徑2㎜的細管，採取細胞組織；這種檢驗法，和無痛、瞬間完成的子宮頸癌檢驗相較，多少有點痛苦。

現在各地防癌中心、醫院、檢驗所、婦產科都有做子宮體癌檢驗服務，同時做子宮體癌和子宮頸癌檢查的話，服務費稍微高了點，但是理想上四十歲以上女性，不論體質如何，都應該積極接受子宮體癌的檢查。

卵巢癌診斷困難

雖然北歐白人女性易患卵巢癌，但是……

卵巢是子宮的左右兩側，成對的器官，和分泌女性荷爾蒙、與排卵、月經有密切的關聯，其形狀如杏仁，大小有如核桃。

卵巢癌就是在卵巢部位發病的一種癌症。北歐白人女性的卵巢癌罹患率，和子宮頸癌、子宮體癌大致相同，到目前為止，黃種女性的發病率仍然很低。但是一般認為，亞洲女性的飲食、生活習慣逐漸傾向歐美化，並且子宮體癌、乳癌的罹患率有逐年增高的趨勢，所以有識之士十分擔心，卵巢癌的發病率，也會逐年增高。

普通的情況下，婦女在停經之後，卵巢會萎縮愈變愈小，然而卵巢癌患者的卵巢會變硬腫大。卵巢是身體內部的器官，無法在體外觸摸、察覺，並且初期卵巢癌，並無任何自覺症狀，所以卵巢癌除了內診之外，別無它法。肥胖的婦女在診察時，較容易被忽略，平常在內診時醫師利用器具觸摸卵巢的硬度、大小，即可得知是否為卵巢癌。希望婦女在做子宮體癌、頸癌時，能同時做卵巢癌的檢查。

卵巢腫瘤大多是良性的

卵巢腫瘤可分成漿液性囊腫、假性黏蛋白性囊、皮樣囊腫、或纖維腫、纖維肌瘤、胰膜細胞腫等，但大多為良性瘤。九成以上的卵巢腫瘤屬良性的，但是卵巢是身體內部組織，不似乳癌多發病在身體表面、也不似子宮癌能從腟口著手檢驗，所以基本上卵巢癌是一種不易檢診的癌症，即使採用超音波斷層掃描法，也難以判別腫瘤屬良性亦或惡性，目前最好的辦法是切除腫瘤永絕後患。

乳癌——以自我檢查法早期發現

見證——以自我檢查法發現黃豆大的腫瘤

二年前，四十八歲的時候，月經有時間隔二個月，甚至三個月才來一次，我想可能是更年期到了，卻懶得上婦產科檢查，到附近的書店，找了一本家庭醫學的書籍，隨手翻閱，一幅乳癌自我檢驗法插圖，立刻映入眼簾；結果，還是沒買下那本書。回家以後，心裡一直覺得怪怪的，立刻照書上的指示，摸摸看自己的乳房，果然找到一顆黃豆般大小的腫瘤，略硬，摸起來像蒟蒻一樣。以後連續兩天都在同一位置摸到同樣的腫瘤。一週後終於下定決心前往醫院檢驗，醫生替我做了觸摸檢查及乳房X光檢驗。結果，醫生要求我進一步做詳細的檢查，一個月後接受右側乳房摘除手術。那個腫塊果然是乳癌。

現在我經常苦口婆心地勸妹妹和小姑做乳癌自我檢查。如果當時沒有摸到乳房的腫塊，也沒有去醫院檢查的話，可能早已經像鄰居的太太一樣，左側乳房如碗般變硬，癌細胞擴散到肺部和右邊的乳房，經過三年與病魔纏鬥的痛苦之後，落得與世長辭的悲慘命運。

我永遠無法忘記當時那一幕。「不知怎麼地，長了一個硬塊，我想去醫院檢查看看。」鄰居的太太聽我說完，接口說道：「哎呀！我也長了一個硬塊，像碗一樣的硬。」當時我立刻建議她去醫院檢查，但是她只是笑著，沒有做進一步的表示。

現在想起來，她似乎連做夢也沒有想到，自己會得乳癌。

我深信是偶然之下瞄了一眼的書本插圖，將我從死神的手裡拉回來。

所以，希望能以自己的親身經歷，做為身邊女性的借鏡。

每個月檢查一次乳房

乳癌是發生於乳房內或周圍的乳腺的一種癌症，它和卵巢癌、子宮癌最大的差異在於：靠著自己用手撫摸檢查，就可在早期發現，像前面所述沙子淳女士的見證一樣，利用自我檢驗的方法，發現腫塊，在乳癌初期就接受治療的例子，非常普遍。

乳癌與子宮體癌、卵巢癌和女性荷爾蒙的分泌有很深的關聯，和歐美女性一樣，最近亞

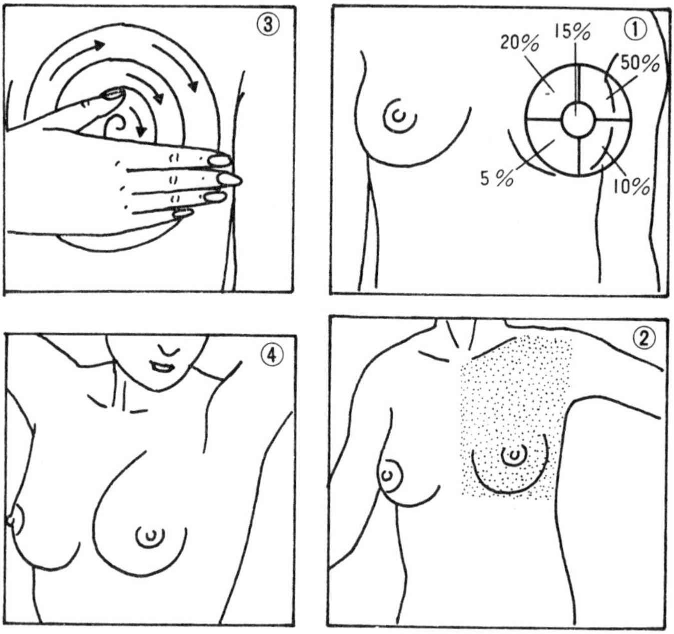

乳癌的自我檢查法

①容易發生乳癌的部位。

②檢查的範圍不是只有乳房而已，四周也列入檢查範疇。因為乳腺涵蓋的面積相當廣，所以從上方的鎖骨至腋下中心線，內側的胸骨中心至外側腋下邊線，都是自我檢驗的範圍。

③如圖所示，使用指腹順著順時針方向探測是否有腫塊，不要遺漏乳房的任何部分。

④首先站在鏡子面前，雙手自然下垂，仔細觀察乳房的大小、輪

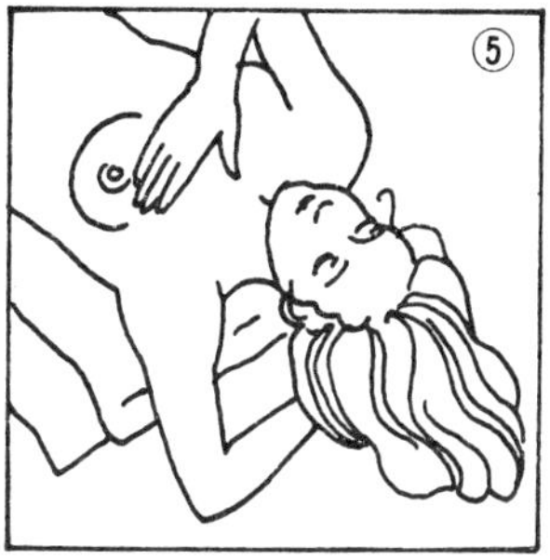

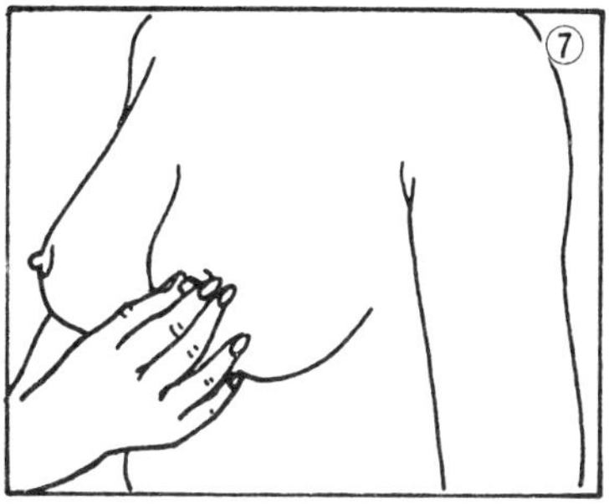

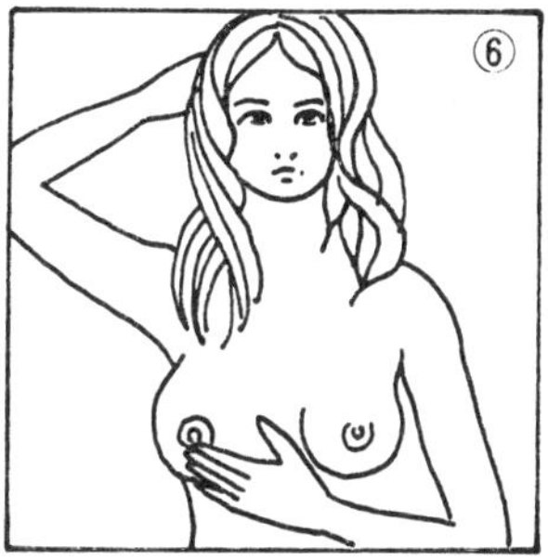

廓等，檢查是否有凹陷、抽筋現象，乳頭的凹窪處是否糜爛。接著雙手抬頭，再檢查一次。

⑤身體仰臥躺在床上，單手枕頭，一手平伸，撫摸另一側的乳房，接著稍稍施加壓力往下按。檢查右側乳房時，右手枕頭，檢查左側乳房時，左手枕頭，如此雙手交換，檢查兩側的乳房。

⑥這次是坐姿，單手舉起，以同樣的順序檢查。

⑦最後用手捏住乳頭，看看是否有分泌物流出。

洲黃種女性的罹患率愈來愈高，其中以四十歲～四十九歲女性的罹患率最高，其次是五十歲～五十九歲女性，三十～三十九歲女性。另外乳癌特別容易出現在高齡初產婦、大量攝取豬肉、豬油等動物性脂肪的婦女身上。學界曾一度誤以為親自授乳的母親，較不易罹患乳癌，根據最近的一項調查顯示，授乳與乳癌之間並沒有直接的關聯，長期授乳的女性，其乳癌罹患率，並不低。雖然許多未婚女性罹患乳癌，但是仍以已婚者、生過產的婦女為高危險群。到目前為止，我們尚無法證實，乳癌是否與墮胎、流產有關。無論如何，凡是女性都有得乳癌的可能，所以每個月自我檢查是克服乳癌的第一步。

所幸乳房在皮膚裡層，能以手觸摸，只要每月一次自我檢查，一年一次接受專科醫師檢查，就能戰勝乳癌。

只要早期發現，早期治療，乳癌並非不治之疾。

進入更年期，已經停經的女性，以每個月的一號，或每年的生日，任選固定的一天，做定期自我檢查。而尚有月經的女性，則應避開月經前脹乳的日子，於月經結束後，做定期自我檢查。如果自我檢查之後，仍然無法肯定是否患乳癌的話，應請醫師檢查。

另外，建議您一年做一次定期醫院檢查，乳癌屬於外科的領域，現在各地成人病防治中

乳腺症、乳癌、乳腺纖維腺腫的鑑別法

		乳　腺　症	乳　　癌	乳腺纖維腺腫
危險年齡		30～45歲	40～60歲	20～35歲
皮膚變化		無（大型囊胞，略呈青色）	早期無症狀，中期以後出現凹陷、浮腫、發紅等	無
乳頭變化		無	時有凹陷糜爛的病例	無
乳頭分泌物		時有時無（乳汁時有不同）	時有時無（帶血）	無
腫　瘤	境　界	不明顯	比較明顯	明　顯
	表　面	大體上尚稱平滑，略呈顆粒狀。	凹凸不平	平　滑
	硬　度	彈性硬→軟	硬（固狀）	有彈性但硬
	形　狀	不規則形狀	球形、不規則形狀等各式各樣	球形、卵形
	波　動	有大囊胞	無	無
	癒　合	無	早期無此症狀，隨病況逐漸加深	無
	可動性	良好	尚好→不良	良　好
	多發性	多發，或兩側對稱	少	偶有多發情況
	壓痛感	時有時無	稀　有	無
月經前腫脹		有	無	無
移　動		無	有	無
成　長		緩　慢	略　快	緩　慢

心、癌症檢診中心、防癌中心、或一般醫院的外科都有做檢驗服務。有些婦產科甚至做子宮癌、乳癌全套的檢驗服務。以上檢診如有任何疑問，可請教各地衛生所。

乳癌的精密檢查法

⑴單純乳房攝影法　如果上醫院檢查，經過視診、問診的手續後，在醫生的指示下，做必要的精密檢查。所謂是指使用特殊乳房用X光線，拍攝乳房內部的情形，為精密檢查的第一個步驟。這只是局部攝影而已，只拍攝有罹病之疑的部位。

⑵細胞診斷法　乳頭分泌異常分泌物時，利用顯微鏡檢查分泌物。

⑶超音波診斷法　利用超音波的反射波，捕捉斷層像的檢驗方法。這種方法比X光檢驗安全，不必擔心輻射線的污染。

⑷切片檢查　切下疑似腫塊部位，在顯微鏡底下觀察，是證實腫塊是否為腫瘤的最後方法，經過此一手續之後，若證實為惡性腫瘤，必須立即接受摘除手術。

除此之外尚有（利用X光與影印機的原理，拍下患病部位的畫像）、熱量攝影法、乳管造影法（在乳管裡，注入造影劑，以X光線攝影）等。

乳癌的治療法

目前，手術療法是唯一的乳癌治療法，當醫生宣告必須切除乳房時，對病人而言是何等的打擊，這是可想而知的，但是，失去乳房卻能撿回一條命，已是萬幸。

現在許多因乳癌而失去乳房的女性們，成立乳癌患者協會，集中群體的力量，共同面對手術後身體的問題，胸衣問題等生理或心理上的難關。另外，今日乳房再建手術也有很大的進步，對於心理、生理的復健上，有相當大的助益。

子宮肌瘤——盛年女性易生的良性腫瘤

見證——長期有過多月經的煩惱，最後終於下決心加以切除

我一直不知道自己身上長了一個肌瘤，它的症狀是月經流量過多。我從四十三歲開始，月經的流量開始減少，但是四十五歲時，月經的日數、流量突然增多，甚至超過三十餘歲時的流量，以我的年齡來說，這並不正常，而且流量多到令人難以想像的地步，持續十天到一週，嚴重的時候還得隨時繫一條毛巾在腰間。從那時候開始，我的手腳酸

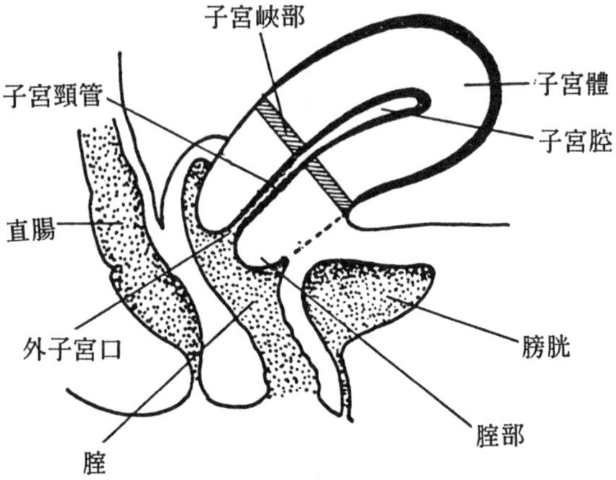

子宮的構造

軟，身體疲勞，爬個樓梯就氣喘噓噓，全身顫抖。最後因為腰痛得厲害，才上醫院檢查，接受子宮肌瘤的診斷之後，我終於明白，原來自以為是返老還童的徵兆，其實是肌瘤所造成的過多月經；而全身無力，則是失血過多造成的貧血。

在這種狀況下，由於心臟負擔過重，醫師建議我做子宮摘除手術，但是我一直下不了決心，這樣又過了半年。在其間，月經愈來愈多，主治醫師也一直耐心的勸告我，終於在三個月前接受手術治療。現在麻煩的過多月經症狀，已經與我絕緣，每天清清爽爽地過日子。

四十～四十九歲之間最易患子宮肌瘤

子宮肌瘤是女性生殖器官肌瘤中，最常見的一種；根據調查，每十名女性之中，有一～二人罹患肌瘤；從年齡來看，四十～四十九歲約佔半數，其次是三

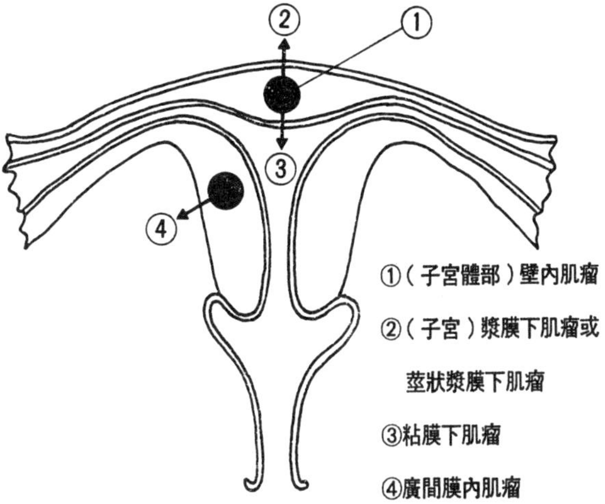

子宮肌瘤的發育方向

十～三十九歲、五十～五十九歲、二十～二十九歲的順序。二十歲～二十九歲的罹患率大約只有3%～5%和三十五～五十歲的罹病率，大致相同。

子宮肌瘤確實的發病原因，還不明朗，但是可以確定的一點是，肌瘤的腫大和卵胞荷爾蒙的影響有很大的關係，所以肌瘤的發生年齡集中在三十五～五十歲，更年期以後卵胞荷爾蒙的分泌量減少，肌瘤的發育相對地減慢，停經之後肌瘤也自然地退化。

在說明子宮肌瘤的易發部位之前，先簡單說明子宮的構造（參照前頁附圖）。子宮位於小骨盤的中央，成熟女性的子宮，大小有如雞蛋，形狀成倒梨形。上部膨脹部分為子宮體部，下方細長形部分為子宮頸，子宮頸部前端，伸出至子宮腔部。子宮是養育胎兒的器官，內部為一空腔，其下為肌層，子宮外側部分為漿膜。

子宮肌瘤就是內膜與漿膜之間的肌層上，長出的良性瘤。九十五％的肌瘤長在子宮體部，其餘子宮頸部（四％）、子宮腔部（約〇・五％）幾乎不會長。按照肌瘤成長的方向來分，可大別為三類，在子宮肌層內的肌瘤稱為子宮壁內肌瘤，長出子宮外側的稱為漿膜下肌瘤、長在內側粘膜上的稱為粘膜下肌瘤。

除此之外，另有些特殊的肌瘤，屬於粘膜下肌瘤類，以息肉狀伸出，偶有伸出子宮口外，懸在腟下方（肌瘤分娩）的可能性，或屬漿膜下肌瘤類，但其莖部伸出子宮外側。

主要的症狀與治療

肌瘤的症狀和肌瘤的大小、位置有關，最主要的症狀為過多月經。像花久欣女士這樣，把四五歲以後，出現過多月經的症狀，視為重獲青春的徵兆，臨床上不乏先例。若是肌瘤所引起的過多月經，通常經血裡摻雜著血塊。肌瘤小的時候，患者沒有任何自覺症狀，隨著肌瘤的成長，漸漸出現過多月經、月經痛、腰痛等症狀。粘膜下肌瘤患者的一般性症狀為過多月經、子宮壁內肌瘤為過多月經與月經痛，而漿膜下肌瘤則無明顯的症狀。

肌瘤雖為腫瘤的一種，但是兩者最大的不同點在於肌瘤為良性腫瘤，所以如果肌瘤沒有出現明顯症狀，或令人困擾的阻礙，無立刻動手術的必要。從另一方面來說，月經次數過多，或過多月經，對四〇歲以上造血能力衰退的婦女而言，容易引起貧血，對心臟有負面的影響。因此，凡是疑似肌瘤患者，除了做超音波斷層掃描及內診，以正確診斷肌瘤的大小與位置之外，必須做貧血與心機能檢查。

對希望懷孕的女性而言，可以只做肌瘤切除手術留下子宮，已過生產年齡的女性，如果迫於症狀的嚴重性，則實行子宮摘除手術。子宮可以說是養育胎兒的場所，所以對已經生產過的女性，或已過生育年齡的女性而言，摘除子宮手術，對於心理或生理不會造成任何影響。有許多人拒絕動手術，是因為擔心摘除子宮之後會變成男人，這種說法是空穴來風，因為負責釋放女性荷爾蒙的是卵巢而不是子宮，子宮被摘除之後，雖然每個月固定來潮的月經不會出現，但是只要卵巢還在，性週期依然持續地進行，直到卵巢老化為止，排卵或脹乳不會間斷。

因子宮肌瘤而摘除子宮之後，子宮癌不會再發生。

肌瘤手術後在生活上的注意事項

惱於肌瘤所造成的症狀的女性，接受手術割除煩惱的根源之後，會像花女士一樣充滿清爽舒適的喜悅感，那一段因過多月經，而必須隨身攜帶毛巾的日子，對生活上造成的困擾是可想而知的，每天受月經痛折磨的痛楚，也因手術一併消失，難怪花女士最後說：「還好當初動了手術。」可見子宮摘除手術是值得肯定的。

然而，事實上有許多女性，陷於失去子宮的失落感之中，喪失身為女性的自信，對性生活採取消極的態度。確實失去卵巢或子宮，在精神上是一大打擊，但是冷靜下來想一想，子宮並非女性的性象徵，摘除子宮不等於「變成男人」，在性生活上，不會令男性產生任何不舒服的感覺，整個人和手術前一模一樣，沒有絲毫的改變。女性產生這種不安的原因，並非手術後的疼痛或不適，而是「不再是女性」的一種消極性想法。

子宮或卵巢，到達一定年齡之後會自然萎縮，喪失功能，所以摘除子宮不過是提早揭開「第二段青春」的序幕而已，最重要的是積極地展開新的生活，享受人生。

但是，如果在年輕時代，已經因癒合等異常症狀，而不得已摘除兩側卵巢時，會引起和更年期一樣的症狀。面對自律神經失調的狀態，可使用自律神經調整劑或精神安定劑，而性交痛的症狀，可使用荷爾蒙療法，防止腟的萎縮，市面上有賣增進性生活協調的軟膏。只要有任何具體的症狀或不安，可立刻積極地和主治醫師商量改善的方法。

子宮內膜症——主要的症狀為月經痛、性交痛、過多月經

見證——手術完後，生活充滿玫瑰的色彩

十年來一直苦於子宮內膜症，最後終於牙根一咬，接受子宮摘除術，自此以後，我的人生充滿玫瑰般的色彩，這樣的形容一點兒都不誇張。

三十一歲的時候，生完第二個小孩，隔了一年，每次月經來潮時，下腹疼痛、腰痛，前往婦產科接受檢查，醫生以我所面臨的嚴重月經困難症狀，懷疑為子宮內膜症，此後每當經痛難當時，就到醫院拿藥，對於醫生的手術割除建議，總是充耳不聞，如此經過數年。

即使如此，月經前一週開始，頭痛、下腹疼痛交相出現，一天之中有一半的時間躺在床上，算起來經期的前後兩週，都是在床上時起時睡的狀態之下度過，和病人沒有兩樣，我的兒子在作文簿上寫說：「媽媽總是在睡覺。」因為性生活的痛苦，總是拒絕丈

夫的要求。現在回想起來，當時之所以拖這麼久，完全是出於不願割除子宮的感情在作祟。最後，終於在丈夫的說服，子女的鼓勵之下，接受子宮摘除手術，此後人生變成玫瑰般的色彩。

性交不再疼痛，充分享受和丈夫之間的性生活樂趣，到現在只要一想到當時的情況，就覺得非常感動，早知如此，早就該接受手術治療的……。

子宮內膜症患者愈來愈多

在子宮肌瘤部分，已經略微提到過，子宮內面覆著的一層薄膜，就是子宮內膜，在荷爾蒙的影響之下，為了便於受精卵著床，它會不斷地增厚，如果卵子未與精子結合，則隨著經血排出體外。然而子宮內膜組織會侵入其他地方成長，如子宮的肌層、卵巢、腹膜等，這就是子宮內膜症，在子宮肌層出現的稱為內性子宮內膜症，除此以外都稱為外性子宮內膜症。

子宮內膜症的形成原因，目前還一無所知，是文明病的一種，最近有越來越多的傾向。

和子宮肌瘤一樣，子宮內膜症多出現在三〇～三九歲之間，以三五～四〇歲女性為高危險群，更年期以後的罹病率較低。它和肌瘤一樣，受到卵巢荷爾蒙的影響，更年期以後，卵巢的功能減弱，卵胞荷爾蒙分泌量減少，增厚、出血的性週期消失，子宮內膜症的發病機會因而大大地減少，所以，停經以後，子宮內膜症的症狀會自然消失。內膜症的症狀從性成熟期起開始出現，有逐漸加重的傾向，造成閉經期延後，和前面所述梁江民女士的情形一樣，許多女性長時間和月經困難纏鬥，或不孕的女性所在多有。

子宮內膜症的診斷與治療

子宮內膜症的主要症狀為：嚴重腹痛、腰痛、或性交痛，另外過多月經、頻發月經或不正常出血的例子亦不在少數。再加上貧血和不孕，像梁女士這樣擁有二名子女的例子，實在少之又少。特別是和子宮肌瘤同時發生的內性子宮內膜症，非常普遍，整個子宮像肌瘤一樣腫脹，和肌瘤的症狀非常類似。內膜症如果出現在卵巢內，配合月經週期排出的血液在卵巢內凝結，變成巧克力囊胞。

內膜症診斷的線索在於三十歲以後出現的異常月經痛，除此之外難以判別，因為它是屬於無法察覺的腹腔疾病。最近超音波掃描法的技術，能夠診斷內膜症的發病部位，另有一種腹腔鏡檢查法，在肚子上開一個小洞，直接伸入腹腔內檢查，更能正確診斷。

子宮內膜症治療法中，有所謂的荷爾蒙療法與手術療法兩種。荷爾蒙療法是以藥劑減輕症狀，最大的優點在於能保存子宮。手術療法則是以手術切除的方法，割除內膜症的發病部位。治療法的選擇視症狀的程度、年齡或懷孕希望而定。荷爾蒙療法雖然可以減輕症狀，卻不能保證斷根，已經育有子女的女性，如果不想再生，可以考慮使用手術療法，一勞永逸免除再發之後患。像梁女士一樣，距離停經年齡還有十年之久，而且症狀已經嚴重到，一個月之中，有半個月躺在床上度過的地步，很多人在手術之後，慶幸自己的明智抉擇。

荷爾蒙療法可分二種：其一為假性妊娠療法，使用卵胞荷爾蒙與黃體荷爾蒙，製造和妊娠一樣的分泌狀態，抑制排卵，阻止月經來潮，其方法和服用口服避孕藥一樣，月經以後第五天起每隔五天服藥（週期投藥法）一次，或月經之後第五天起連續服藥八十～一〇〇日兩種方法。假性妊娠療法，治療初期會有孕吐症狀，但是這個症狀因人而異，心理上排斥藥物的人，比較容易發生。

另一種荷爾蒙療法為假性停經療法，使用抗性腺激素作用的類固醇系統藥劑造成疑似停經的狀態，此時會出現毛髮變濃、體重增加、黑頭粉刺等副作用。無論是採用手術療法或荷爾蒙療法，都應和主治醫師詳細商量，坦率地說出藥用的副作用，在醫師與病人互信的基礎上，治療更容易推展。

不正常出血——不要妄下診斷，立刻到婦產科接受檢查

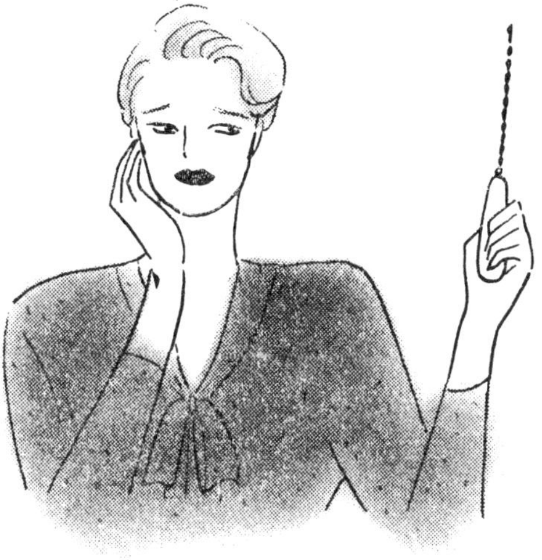

見證——月經再來是好還是……

我從四十六歲起，來經次數減少，長孫出生後，人家羨慕我那麼年輕就當奶奶，其實當時我已經連續十個月沒有來經。就在我心灰意冷之際，月經又再度出現，有時二個月一次，有時一個月一次，每次維持二～三日。那時我正參加嚮往已久的「說話的藝術」課程，為了每週的作文題目絞盡腦汁，偶爾將自己的創作在同學面前發表時，受到老師及同學的稱讚，每天都過得充實而愉快，同班男同學有的比我年輕，有的和我同年齡，和他們交談時，讓我有恢復單身的喜悅。

因此，雖然明知道自己已達停經年齡，

但是轉而一想，可能是心情上的年輕，造成月經再度來潮，而且這種例子據說不少，這種想法令我釋然。

然而，就在此時，固定的月經變成連續性出血，它不像月經般濃稠，只是少少的，足以弄髒底褲的血量，我感到非常的不安，但是以這個年紀，又難以向人啟齒。如此掙扎了一個月，終於鼓起勇氣，向媳婦說。媳婦聽了後大吃一驚：「不正常出血和子宮癌是一樣的！趕快到醫院檢查。」於是，立刻帶我到婦產科。經過精密檢查之後，果然是子宮癌。當醫生宣布這個惡耗時，眼前一片黑暗，只差沒有昏厥。現在距離動手術當時，已有八年之久，沒想到媳婦從家庭醫學百科中，學到的一知半解的知識，竟然救了我一命，至今依然心存感激。

不正常出血的部位

〈子宮體部〉

子宮體癌

子宮肌瘤

子宮內膜症

機能性子宮出血

〈子宮膣部・頸管・膣〉

子宮頸癌

子宮膣部糜爛

子宮頸管息肉

毛滴蟲性膣炎

什麼是不正常出血

女性的月經，在性腺功能的影響下，每個月規律性地周而復始。所謂不正常出血，是指月經以外的性器出血。不正常出血的部位，有的在子宮內膜，有的在子宮腟部，或腟、外性器等，而不正常出血的發生原因也林林總總，如由於性機能不艮所造成的女性荷爾蒙分泌不協調、子宮癌、腟或外性器受傷、發炎、糜爛等。因此一般人無法判斷，何種不正常出血需要治療，當您發現有不正常出血現象時，應儘早到婦產科接受檢查。特別是更年期女性，由於卵巢機能衰退，易把異常出血誤為月經不順，甚至發生上述黃女士的案例，將停經之後再度出現的月經誤認為重返青春的證據，等發現子宮癌時，才知道是個錯誤的判斷；所以發現月經之外的出血症狀時，必須接受子宮癌的檢查。

另外，有不少的更年期婦女，在月經不順的時候，疏於避孕，因而妊娠。

一般而言，有排卵月經週期和無排卵月經週期混雜，是更年期月經週期的特色，除非測量基礎體溫，否則難以辨別，臨床上有停經後第二年，出現有排卵妊娠的例子，所以經期前後的輕微出血，也有可能是流產所造成的出血。為了避免意外的妊娠，即使進入更年期或閉經期，避孕仍是必須的。

機能性子宮出血

月經以外的子宮出血，可分成兩類：一為機能性子宮出血，二為器質性子宮出血。機能性子宮出血是指：性腺機能不良，亦即荷爾蒙分泌不調所造成的出血症狀，大部分發生在更年期。

如果把女性的性腺機能比擬為一座山，性成熟期為山頂，思春期為上山途中的助走階段，而下山途中則為更年期；無論上山途中或下山途中，性腺機能都不安定，特別在更年期，最易出現無排卵性月經、黃體機能不全所造成的子宮出血。

按照症狀的輕重程度，有些只是更年期的暫時性現象，不需特別治療；有些流量過大，有造成貧血之虞，必須接受荷爾蒙治療。

有些輕微的更年期機能性子宮出血，可以使用止血劑，但大體上而言，仍以荷爾蒙療法為中心。接受注射或內服荷爾蒙劑療法的病患，大部分在治療中，會停止出血的症狀，但是一般而言，停藥後數日，會再度出現出血症狀，其實這種出血是藥物中斷所造成的，會自然停止；但是有許多人，誤會為「舊病復發」，到其他的醫院求診，接受同樣的治療後，血止住了，但藥一停，又「舊病再復發」，如此惡性循環，造成病患心理上的負擔。

主治醫生在治療前，應說明治療後可能產生的變化，讓病患安心，如此一來反覆治療所引起的機能性子宮出血都是可以避免的。

另外血液上的疾病，如血小板減少性紫斑病、再生不良性貧血、白血病、缺鐵性貧血等都可能是性器出血的原因。這種情況下，除性器出血之外，會伴隨著其他的症狀，所以必須做血液檢查，針對病因加以治療。

器質性子宮出血

這是由於子宮體部或頸部所造成的出血，如子宮癌（第七八頁）、子宮肌瘤（第九三頁）、息肉、糜爛、子宮內膜炎等。

息肉（子宮粘膜息肉）

所謂息肉，簡單的說，就是突出的粒狀粘膜，這個粘膜除子宮粘膜之外，尚有胃、腸、聲帶等的粘膜。子宮的息肉大部分長在子宮頸管粘膜上，不論幾歲都有可能發病，其中尤以四十～五十歲女性發病率最高。大部分頸管息肉的發病沒有任何症狀，臨床上也不乏白帶增加、異常出血、性交時接觸出血的例子。這是因為大部分的息肉會突出外子宮口，進入腟部所造成的。小型的息肉，可從莖部加以摘除；大型的息肉或肌瘤息肉，則必須入院切除；無論如何，它們都是良性的。

子宮腟部糜爛

所謂子宮腟部是指：子宮最下方深入腟的部分，如果此部分出現糜爛的情況時，稱為子宮腟部糜爛。從學理上來說，糜爛是指表皮發生缺損的狀態。然而大部分性成熟期乃至更年期的女性的腟部，都會由於子宮腟部肥大，而向外捲，並且可以看透皮下的血管，從外觀上來看，和糜爛並無二致。前者的表皮發生缺損，所以稱為真性糜爛，而後者則稱為假性糜爛。

從前一般認為糜爛近乎癌症，但是現在的醫學理論完全否認此一看法，假性糜爛絕對不等於癌症；真性糜爛雖然和癌也是兩回事，但是相當於癌症前的狀態，所以有做癌症檢診的必要。

假性糜爛會自然痊癒，進入老年期後，子宮頸部萎縮，腟部向內縮，假性糜爛的情況也會隨之消失。真性糜爛如果伴隨嚴重的白帶、出血、接觸出血等症狀時，可使用抗生素、荷爾蒙劑、潰瘍藥加以治療，如果是重複發生性頑固真性糜爛時，可採凍結療法或手術療法。除了藥物治療之外，應注意個人衛生，保持外陰部的清潔，避免細菌的感染；在性生活方面，留心男性性器的清潔也是非常重要的。治療中如果出現疼痛、出血或大量白帶的情況時，應控制性生活。

膣炎——更年期後膣的自淨作用減弱，提高膣炎的發病率

見證——萎縮性膣炎的煩惱

我是五十一歲的家庭主婦。閉經發生在四十八歲，從此以後頑固的萎縮性膣炎一直困擾著我，白帶增加，偶爾夾雜膿水，但是癌症檢診的結果正常。使用浣腸藥或內服藥治療後情況好轉，不到二週老毛病又再犯。外子和我同年，一週要求燕好一次每次性交後白帶的增加，和強烈的痛楚折磨得我痛苦萬分，卻又不敢向主治大夫啟齒，曾經請丈夫禁慾一個月試試看，但畢竟並非長久之計，這個煩惱令我心情沈重，請問我該怎麼做？

見證——毛滴蟲性膣炎的煩惱

我是四十三歲的家庭主婦，月經雖然每月來潮，但是月經的日數、月經量和三十歲時比較，少了許多，家母四十二歲時閉經，我想我的閉經日期應該為期不遠。目前我最

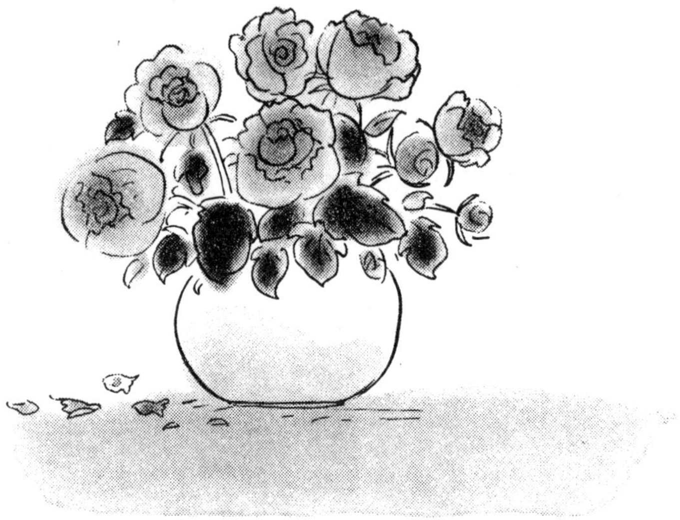

大的煩惱是毛滴蟲性膣炎，白帶非常多而且濃稠，顏色呈黃色，到婦產科檢查的結果，是毛滴蟲性膣炎，吃了醫生開的浣腸藥與內服藥之後，症狀一時停止，不久又復發，第二次接受治療時，醫師警告我要節制性生活，但是外子不肯合作，當我向醫師傾訴我的煩惱時，他替我寫了一封寄給外子的信，說明這種疾病會互相傳染，所以必須二人同時接受治療，並且開了一服外子用的處方。起初不解地嚷著：「我沒生病！」的外子，讀了主治大夫所寫的信後，也積極地吃藥，和我一齊接受治療。感謝那位說服外子接受治療的主治醫師。

更年期裡膣炎罹患率增高的原因

膣口的前面是尿道，後面是肛門，中間是會陰，無論在性生活或排泄時，膣極易受到細菌感染。但是女性的膣內經常分泌一種乳白色物質，它在膣桿菌的作用下，含有強酸性（pH四・五～五・〇），能夠防止細菌的侵入，避免發炎，這稱為膣的自淨作用。

進入更年期後，卵巢的功能衰退，卵胞荷爾蒙分泌減少，膣內防禦力減弱，病原菌殺傷力降低，所以容易發炎。當然，即使更年期前的女性，也會因為妊娠、生產、月經或其它原因，造成子宮或膣內分泌物過多，降低膣的自淨作用。然而一般而言，更年期之後，女性隨著年齡的增加，膣壁逐漸萎縮，惱於各種膣炎的病例最高。

萎縮性膣炎（老人性膣炎），和卵胞荷爾蒙分泌減少，有很大的關聯。性腺機能在女性漫長的一生中，可以分成幾個時期，卵巢機能的衰退或閉經，是任何人都無法避免的過程。換句話說，大部分的女性，都曾經得過許多不同型態的膣炎，臨床上像前述證言中曾淑貞女士的病例一樣，出現癢、痛特別是性交後疼痛的例子所在多有，經過治療之後，症狀立刻消失，不久再度復發，如果重複不斷上醫院治療的情況亦不在少數。

另外有許多女性，羞於接受門診，不敢向任何人提起自己的病況。但是，只要是女性，都必須面臨更年期與閉經的過程，隨著平均壽命的延長，婦產科在更年期婦女的診療上，也有了長足的進展，致力於解決女性的煩惱，所以有具體症狀的婦女同胞，請您扔掉羞恥心，把婦產科醫師視為家庭醫生，隨時向他請教。

萎縮性腟炎（老人性腟炎）

既然名為「老人性」腟炎，必然和卵巢功能降低有極大的關聯，因為它伴隨卵巢或腟的萎縮而發生，所以又常被稱為萎縮性腟炎，多發生於更年期以後的女性身上，四十五歲以後，進入五十歲的女性，大多數有這類的困擾，其次是兩側卵巢被摘除的女性，由於荷爾蒙分泌異常，也容易罹患此疾。

當症狀出現白帶增加，白帶挾雜膿水或血液時，可採用卵胞荷爾蒙療法，效果良好。但是，若出現摻血性白帶時，應先接受子宮癌或腟癌檢查，確定沒有罹患癌症之虞後，再做荷爾蒙治療，以免延誤癌症治療的時機。由於過強的卵胞荷爾蒙會影響子宮內膜，造成消退性出血，所以臨床上多使用對子宮內膜作用較弱，而對腟壁有強力效用的雌三醇製劑。除注射、內服之外，尚有外用陰道藥。

雌三醇製劑的效果驚人，能在一～二週之內減輕症狀，結束治療；但是此種症狀的根本發病原因在於，卵巢的老化，所以即使治好了，也有再發的可能性，患者倘遇到這種狀況，請不用沮喪，耐心的治療是非常重要的。另外，更年期以後，如有性交疼痛的情況，不妨使用中高年女性專用的藥膏（第九八頁）。

毛滴蟲性膣炎

這是由毛滴蟲所引起的膣炎，如池真美女士在證言中所述，以性交感染最為普遍。許多女士在被告知「是病原蟲所造成的膣炎」時，「欸！有蟲啊？！」做出噁心的表情。事實上，毛滴蟲常寄生在膀胱或尿道之中，男性的尿道或精液中也有。

有毛滴蟲，並不代表會得毛滴蟲病，當膣的自淨作用降低，或全身體力減弱時，膣毛滴蟲開始活躍，發揮病原性，引起膣炎。另外，性交以外的感染方式，也很普遍，萬一出現感染症狀，不要沮喪也無需覺得不好意思，應積極地接受治療。

主要的症狀為白帶增加，白帶的顏色為黃色，偶爾摻雜著血絲，或帶有泡沫，當白帶刺激外陰部時，引起外陰部發炎，伴隨嚴重搔癢與灼熱的症狀。毛滴蟲性膣炎和念珠球性膣炎的症狀相似，但是將分泌物置於顯微鏡下觀察時，能夠明顯的區分，它們使用的藥物也有所不同，所以出現膿性白帶時，應儘早到婦產科檢查，找出病因。

如池女士所做的見證一樣，毛滴蟲性腟炎必須夫婦共同治療才有效，因為夫婦會因性生活互相傳染，造成所謂的乒乓感染。使用的藥物為抗毛滴蟲劑，除夫婦一同服用的藥物之外，女性還需兼用外用陰道劑。在治療的過程中切忌中途輟藥，會造成藥效減半與復發的危險。如果夫方拒絕接受診斷（泌尿科）時，只開藥方就可以了。

念珠球菌性腟炎（真菌性腟炎）

念珠球菌的真菌的一種，和毛滴蟲性腟炎一樣，許多女性不能接受陰部長蟲的事實，但是它卻是女性常生的疾病之一。感染的方式到目前為止我們仍不清楚，一般認為和性交、入浴等有極大的關係。另外，患有糖尿病的女性、長期使用抗生素的女性、或妊娠中的女性，比較容易得到此種腟炎。

症狀為黃白色的白帶，黏稠如牛乳狀，外陰部搔癢與灼熱。

治療時一般採用抗真菌性抗生物質劑，和毛滴蟲性腟炎一樣，念珠球菌性腟炎極易復發，患者在治療時不必焦急或不安，要耐心而仔細地接受治療。

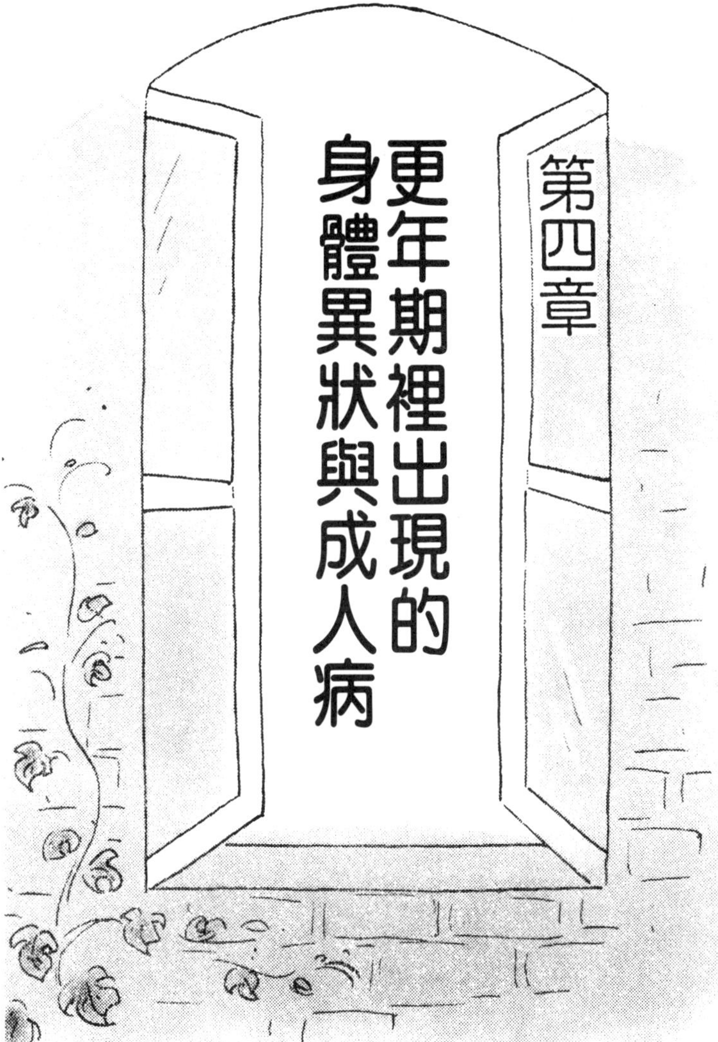

第四章 更年期裡出現的身體異狀與成人病

高血壓——降低鹽分的攝取量與生活上的壓力

高血壓的標準為一六〇㎜Hg——九五㎜Hg以上

血壓是指動脈血管內血液的壓力，血液為了流遍全身，必須具有相當大的壓力，這和自來水廠的送水壓力有異曲同工之妙。

血液從肺臟回到心臟後，從左心房被運到左心室，當左心室的血液達到一定的容量時，心臟收縮，將血液送至大動脈，這時的血壓稱為最高血壓（或稱為收縮期血壓）。血液流進大動脈後，心臟擴張，左心室開始聚集肺臟送過來的血液，而右心室也開始儲存靜脈流出的血液，此時稱為擴張期，此時的血壓稱為最低血壓（或擴張期血壓）。

換句話說，血壓裡有所謂最高血壓與最低血壓，根據世界健康組織所訂的標準，血壓超過最高血壓的一六〇㎜Hg，或低於最低血壓的九十五㎜Hg時，稱為高血壓。

相反地，血壓在最高血壓一三九㎜Hg，最低血壓八十九㎜Hg以下為正常血壓。事實上無法像畫線一樣，為高血壓訂一個臨界點，但是使用世界健康組織所訂的標準，不會遺漏任何一個輕度高血壓的患者。

一般而言，高血壓中，血壓比最高血壓高的危險性，和血壓比最低血壓高的危險性相較，後者較大（腦中風的罹患率較高）；但是，不少的研究報告顯示，兩者的危險程度一樣；當然，血壓出現最高血壓與最低血壓兩者都高的情況，是最危險的。

年齡＋九〇～一〇〇是最高血壓的標準值，而最低血壓與年齡無關，八〇～九〇是正常值。

所謂高血壓大多是指本態性高血壓

腦中風與心肌梗塞所造成的高血壓中，可大致分成本態性高血壓（一次性高血壓）與二次性高血壓二種。

二次性高血壓（或稱為症候性高血壓）的原因為：腎臟或荷爾蒙上的疾病。

相對於二次性高血壓，本態性高血壓的發病原因，仍然是個謎。普通，所謂高血壓大多是指本態性高血壓，它的最大特徵為：年齡愈高罹患率愈高，雖然一般認為本態性高血壓和生活環境所造成的精神壓力，或鹽分攝取過剩，或遺傳有很大的關聯，但是它們之間的關係究竟如何，並沒有決定性的數據加以證實。

可以肯定的一點是，血壓愈高，危及生命的危險性愈高。

更年期和高血壓的關係

更年期裡身心的變化，不會直接成為高血壓的發病原因，但是不少臨床上的例子顯示，許多血壓正常的人，進入更年期之後，出現高血壓的毛病。

一般認為，出現暈眩、悸動、頭痛、肩膀酸痛、腰痛、耳鳴、不安等更年期症狀時，血壓特別容易變動。

那麼，為什麼更年期裡，容易出現高血壓呢？有二個原因，其一為血壓會隨著年齡增加而上升，而更年期正是高血壓時期。

其二，因為更年期後卵巢機能衰退，女性荷爾蒙分泌量降低，同時腦下垂體、甲狀腺、副腎上腺等分泌荷爾蒙的器官功能下降，荷爾蒙分泌失調，自主神經的機能不穩定；另一方面，由於女性荷爾蒙分泌量降低，膽固醇增加，容易造成動脈硬化；再加上運動量減少，易患肥胖症；家庭壓力上升等。

最糟糕的是，高血壓的症狀和更年期症狀近似，因此，常有人把高血壓誤為更年期症狀

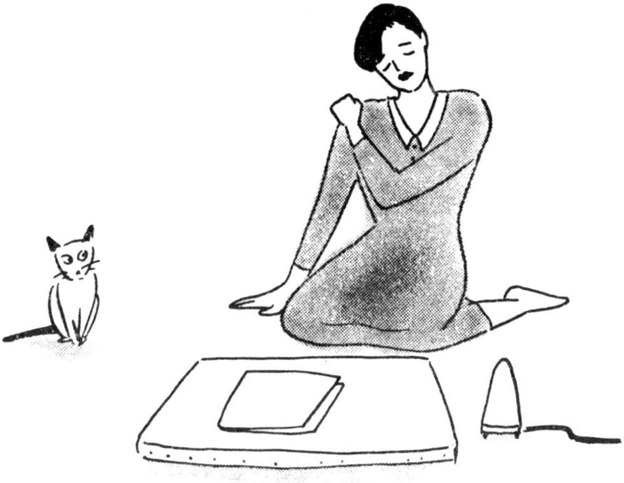

，等到病重時，心臟、腎臟、腦、眼底也受波及，引起併發症時，再做治療就為時晚矣。高血壓是可以治療的疾病，早期發現早期治療，不會造成大礙。治療高血壓等於預防了併發症，所以當您有任何不適時，應立刻接受專門醫師的檢查。

更年期後高血壓的罹患率男女一樣高

更年期後，高血壓的併發症之一，動脈硬化與粥狀硬化（大動脈內膜），發病率極高。進入更年期之後，女性的荷爾蒙分泌量減少，男女之間的差距拉近，更年期之前，男性易患的粥狀硬化，與女性易患的冠狀動脈狹窄所造成的狹心症或心肌梗塞，進入更年期之後，這種差異性消失。

換句話說，更年期以後，男人和女人，在高

血壓的併發症罹患率上是平等的，所以女性必須和男人一樣，留心飲食、改善生活環境減少壓力。特別在飲食方面，必須注意減少鹽分的攝取、控制動物性脂肪與甜食，降低膽固醇或飽和脂肪過高的食品，保持均衡的營養，勿攝取過高的熱量（關於飲食，請參閱第一七五頁）等。

動脈硬化——降低膽固醇的攝取量

動脈硬化從幼兒期就開始了

一般人只知道動脈硬化，是動脈老化變硬，事實上變硬只是症狀之一，動脈硬化是指，動脈喪失彈性的危險狀態。

動脈硬化可分為粥狀硬化、中膜硬化、與細動脈硬化三種，其中尤以粥狀硬化最複雜。當血液中類固醇或中性脂肪增加，冠狀動脈遭受侵襲時，會引起狹心症或心肌梗塞；腦動脈遭受侵襲時，會引起腦梗塞或一過性腦虛血。腦梗塞和腦軟化的意思一樣，是血管堵塞所引起的病變，可分成腦血栓與腦塞栓兩種，和動脈硬化有關的是腦血栓。一過性腦虛血是血管暫時性堵塞所引起的，能在發病二十四小時之內恢復到原來的狀態。

動脈硬化從幼兒期就已經開始了，它和血壓的高低無關，隨著年齡的增高，進入中年之後，任何人都無法避免。和男性相較，女性罹患粥狀動脈的比例較低，但是進入更年期之後，女性的罹患率有升高的趨勢，所以必須留意。

會引起動脈硬化的致命成人病

動脈硬化會造成血管內膜增厚，內腔狹窄的結果，血管內血液流量因而減少，腦或心臟機能因此愈來愈低。

腦部發生動脈硬化時，會出現頭痛、頭暈、暈眩、失眠、容易疲勞健忘的症狀，和更年期的症狀幾乎一樣。在氣候不佳時心情差，氣候好時心情開朗，接著出現抑鬱、不安、恐懼等精神症狀，讓人誤以為是更年期憂鬱症，其實動脈硬化才是真凶。臨床上不乏將動脈硬化誤以為更年期障礙，終致引起老年癡呆症的例子。

隨著腦梗塞的嚴重程度，引起冠狀動脈（心臟內部的動脈）硬化，造成狹心症、心肌梗塞等心臟病，如果腎臟的動脈發生變化，會引起高血壓。

當您出現疑似更年期障礙的症狀時，應儘早請醫師診斷，確定為更年期障礙，或是動脈硬化的症狀，若為動脈硬化，應積極進行治療。如果能夠早期發現，在症狀尚輕時加以治療，可以避免惡化。一般臨床上採用飲食療法、藥物療法，或按病情的輕重，使用外科療法（動手術以增加心臟、腦部血管的血液流速）。

預防動脈硬化的關鍵在於健全的日常生活

要預防伴隨增齡而生的動脈硬化，幾乎是不可能的，唯一能做的是，隨時留心動脈硬化所引起的併發症，注意飲食，戒煙、減少生活上的壓力、充足的睡眠、避免過冷或過熱的環境、防止便秘等，排除生活上的危險因素，是預防併發症的最重要步驟。

心臟病——減少鹽分的攝取、多做運動

心臟病的發病率，因停經而升高

心臟的肌肉裡負責輸送血液的冠狀動脈，如果發生動脈硬化，血液輸送氧與其他成分的

功能下降，心臟機能於是逐漸降低，嚴重的話，會造成狹心症與心肌梗塞（或稱為虛血性心疾病）。⑴高血壓、⑵糖尿病、⑶抽煙、⑷肥胖、⑸高脂血症（血液中的膽固醇或中性脂肪，超過正常範圍的一種疾病）、⑹高酸血症（與痛風相關）等，和冠狀動脈硬化有很大的關聯，和心臟病有直接的關係。

女性在閉經以前的心臟病罹患率幾乎等於零（做卵巢摘除手術者例外，手術後三～五年之內罹患率很高），更年期過後，發病率提高，特別是有遺傳體質的人，其罹病率提高為原來的數倍。

然而天生擁有心臟病體質的人，或即將步入中年的人，您千萬不要因此而悲觀，只要您儘可能地減少冠狀動脈硬化的發病因子，就能降低一分罹患率，上述罹患因素中，高脂血症、肥胖、抽煙等都是可以控制的。

預防狹心症與心肌梗塞的症狀

狹心症　狹心症可分為，在精神緊張、荷重物、爬樓梯、急步走、飲食過量、過勞、抽煙、飲酒時易於發作的操勞狹心症，與睡眠中或安靜時，特別是毫無徵兆的狀況下，易於發作的安靜狹心症兩種。可以進一步分為安定狹心症（勞作狹心症每次發作的時間或強度幾乎一樣）

，與不安定狹心症（初期的狹心症，或安定狹心症的發作次數增多，每次發病時間變長，變成心肌梗塞的狀況）兩種。

發作時疼痛的部位，以左側胸部中央為最普遍，有時為胸部中央，或下胸骨內側四周胸部一帶，有時胸部的疼痛會擴散致左肩或左腕。疼痛的程度，從壓迫式的疼痛，至火鉗穿心之痛，各式各樣因人而異。發作的頻率或持續時間，普通為二十分鐘，如果逐漸增加，則是不安定狹心症的症狀，有進一步變為心肌梗塞的可能性，患者必須留心，應找一個值得信賴的醫師，做正確的診斷，學習發作時的應急處置，與日常生活的注意事項。

心肌梗塞　狹心症是因心臟暫時性氧氣不足所致，會回復到原來的狀態，當這種狀態持續的時間變長，造成心臟肌肉死亡時，稱為心肌梗塞，其症狀為持續二十～三十分鐘的心絞痛，大多是身心過勞所引起的。因心肌梗塞而亡故的患者之中，大部分是在發病後立即死亡，所以儘早接受心臟專科的治療是非常重要的。

心臟病的預防方法，簡單的說，就是減少致病的危險因素，具體而言，首要節制食鹽的攝取量，限制在一日10g以下，其次避免貪吃所造成的肥胖，中性脂肪或膽固醇的攝取應有節制，精神上的過度疲勞、興奮或刺激都應避免，注意飲食的均衡，多做運動，戒煙等都是心臟病的預防方法。

糖尿病——限制熱量的攝取、積極的運動

自覺症狀為口渴、疲勞、多食、多尿

口渴是最明顯的症狀，咕嚕咕嚕地水喝個不停，尿量或次數增加，隨著症狀的惡化，尿會散發出甜味。接著是四肢無力，過度的空腹感，特別想吃甜食等。

然而，在糖尿病初期，即使症狀出現，一般人很難察覺，等到口渴、四肢無力、食慾過盛、肩、頸部酸痛、耳鳴、暈眩、視力迅速衰退等症狀出現時，卻又誤作為更年期障礙的症狀，因而延誤治療時機。

大多數的糖尿病患者最初只是肥胖而已，後來是愈吃愈瘦，對疾病的抵抗力減弱，出現易患感冒、精力減退、血管障礙、齒齦漏膿、貧血、流膿、全身發癢等併發症。

糖尿病的成因

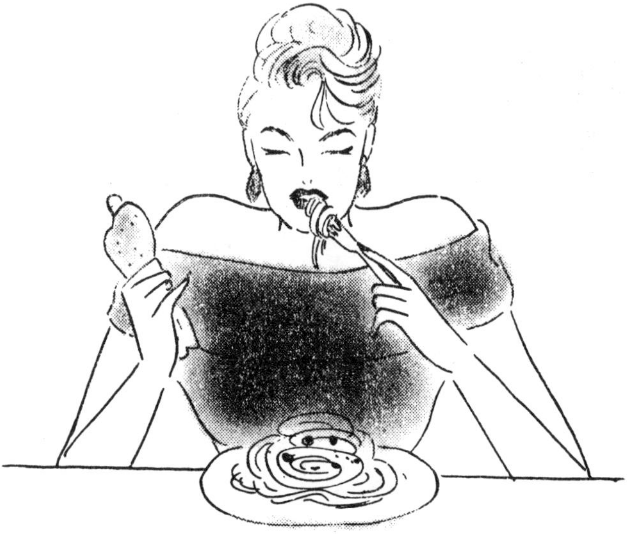

糖尿病是胰臟分泌的胰島素不足，而在身體各部引起障礙的一種疾病。

原來具有糖尿病遺傳性體質的人，再加上肥胖、細菌或病毒的感染、懷孕或精神上的壓力等因素，特別容易發病。

更進一步說明糖尿病的形成原因時，必須說明體內糖分的來源。血液內流動，或肌肉、腦或其他組織所使用的糖分（大多為葡萄糖），其來源可分為二部分：一為腸子所吸收的糖分；二為肝臟製造的熱能。糖分的釋出與消耗平衡時，血液中的糖分（血糖）保持定值；糖分的消耗和胰島素相關，當胰島素分泌不足時，糖分的消耗速度會落後，結果，血液裡堆積過多的糖分，引起糖尿病。

預防恐怖的併發症

一旦得到糖尿病，就無法完全復原，但是可以利用藥物控制病情，讓糖尿病病人，也過和一般人一樣的正常生活。如果棄之不顧，糖尿病會引發可怕的併發症。

(1)眼部的併發症：眼底網膜血管障礙所引起的網膜症、或水晶體白濁所引起的白內障。

(2)腎臟的併發症：腎臟的線球體發生血管障礙、腎盂炎及高血壓所引起的腎結石。

(3)心臟或血管的併發症：冠狀動脈硬化、心肌症、四肢動脈阻塞、壞疽等。

(4)神經系統的併發症：手足發麻、疼痛、感覺遲鈍、腳底發紅。

(5)除此之外，由於抵抗力減弱，容易得肺結核或濕疹、膿疱等皮膚病。

為了預防以上併發症，應定期接受檢查、治療，與正確的生活管理指導。

基本療法為飲食療法

糖尿病的治療，可分為飲食療法、運動療法、與藥物療法三種，最基本的方法為飲食療法。

飲食療法　糖尿病是胰島素不足所引起的疾病，高熱量的飲食，會提高胰島素的需要量，但是營養素攝取不足，也有礙健康，所以患者必須遵照醫師的指示，依照個人的身高、體重、肥胖與否、職業、一日勞動量、有無其他併發症等身體狀況，食用每日必須的總熱量，過多或不足都有礙健康。

運動療法　適度的運動可以促進肌肉細胞的葡萄糖吸收量，減少身體對胰島素的依賴程度，所以不妨遵照醫師的指示，每日定時做做運動。

藥物療法　注射胰島素與服用藥物。內服藥物並非適用每一種糖尿病，並且使用量過高，會造成血糖過低的副作用，在服用之前，務需請教醫生。

另外，胰島素的種類，注射量與時機，必須經過專業醫師的仔細斟酌，門外漢療法是絕對行不通的。

上述每一種療法的注意事項，必須確實遵守。

肥胖——切忌飲食過量

95%的肥胖成因為飲食過量

每日、長期攝取需要量以上的能量，是造成肥胖的主因，換句話說肥胖就是，因飲食過量，所造成的脂肪異常狀態。豐富的飲食內容，在飲食過量之餘，加速肥胖的速度。

更年時期，運動量與基礎代謝能力降低，對於中年時期開始發胖的人而言，如果進入更年期後，依然維持原來的飲食習慣，再加上酒精（清酒、啤酒、洋酒等）的刺激，與美食主義的傾向，必然會攝取過高的熱量。

肥胖的成因之中，有極小的一部分是內分泌異常所造成的，然而95％的肥胖，是起於飲食過量，換句話說，肥胖和飲食習慣，或精神上的欲求無法滿足有很大的關聯，許多女人有「一失戀就暴飲暴食」的習慣，從某個角度來看，這是以食物發洩不滿情緒的表現。另有一小部分的肥胖，起於腦部下視丘或頭部前葉的病變，造成食慾異常亢奮。

勿攝食過量的營養素

豐盛的飲食內容，與飲食過量是形成肥胖症的主因，治療或預防肥胖症，最合理而簡便的方法為控制飲食，但是做起來需要強固的耐力與意志力。

然而肥胖症對身體的影響，並非只是在於外觀上的美醜，或引起頭重腳輕、肩膀酸痛、呼吸困難、膝關節痛、便秘等症狀而已，肥胖症同時是引發高血壓、心臟病、動脈硬化、糖尿病、痛風等成人病，或膽結石、乳癌、子宮體癌等惡疾的元凶。所以節制飲食，避免攝取過高的營養素，是延年益壽的第一步。

先有這種心理建設之後，即使實行合理而健康的飲食方法，也能達成減肥的目的。關於飲食生活上，應注意的事項，本書第一七五頁有詳細的敍述，姑且略過。

運動減肥法的效果、與危險的節食法

利用運動作為消耗熱量的方法，除非達到相當的運動量，否則難收成效。許多人運動後，產生劇烈的空腹感，或乾渴，反而吃下更多的食物，喝下更多的水分，結果無功而返。

從另一個角度來說，運動可以令人暫時忘記飢餓感，控制欲求無法滿足所造成的飲食衝動，解除便秘，使頭痛煙消雲散，所以配合體力多做運動，是百利而無害的。

我們意外地發現，最近許多人使用減肥藥、斷食，或錯誤的節食法（例如只吃雞肉、或蔬菜等）等具有危險性的減肥法。這些方法，會造成營養不良，月經中斷等後遺症，減掉脂肪，卻也失去了健康美與朝氣，同時對生命也是一種危害，特別值得注意的是，這種減肥法即使一時成功，等恢復原來的生活之後，體重會立刻回復到原來的重量。

衷心地希望愛美的女士們，能在專家的指導下，進行健康的減肥法。

含有高鈣質成分的食品

食　　品	每份食品的鈣質含量（mg）
泥鰍	704
小魚乾	424
若鷺 （產在北海道的一種淡水魚）	375
蘿蔔乾（全蘿蔔）	280
蝦米	230
脫脂奶粉	220
熟魚乾	220
牛奶（普通）	200
吉士	148
青江菜	145
鮮奶油	138
酸乳酪	130
加工乾酪	126
豆腐	118
炒沙丁魚乾	108
小蝦子	100
蜆	96
蘿蔔絲	94

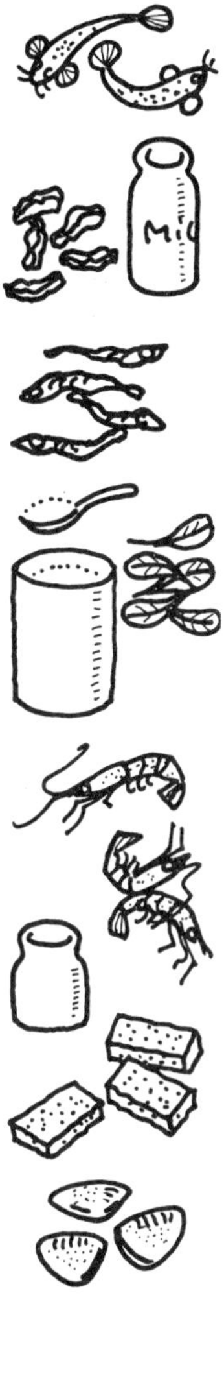

骨骼與關節的異常及疾病

關節與骨骼在閉經之後急速老化

女性從盛年的性成熟期，邁入更年期之後，全身都會出現老化的徵兆，骨骼或軟骨（關節與脊柱）亦不例外。

骨骼或軟骨老化後，原來具有的韌性與彈力消失後，變得脆弱、易骨折。

骨骼或軟骨的老化，從組織內的蛋白體減少，膠原纖變細變弱開始，無論男性或女性隨著年齡的增加，勢必要面臨這種變化，然而女性在閉經之後，進行的速度特別迅速。

這是因為荷爾蒙分泌失調，負責細胞或組織之蛋白質同化作用的性荷爾蒙減少的緣故，因此骨骼或軟骨的基本構造——膠原纖維，變得細而脆弱，鈣、磷等造骨無機質，軟骨硫酸等製造軟骨的無機質，生成速度減慢。

骨和軟骨重量減輕，即使只受到輕微的壓迫或外傷，都會引起骨折或關節障礙。

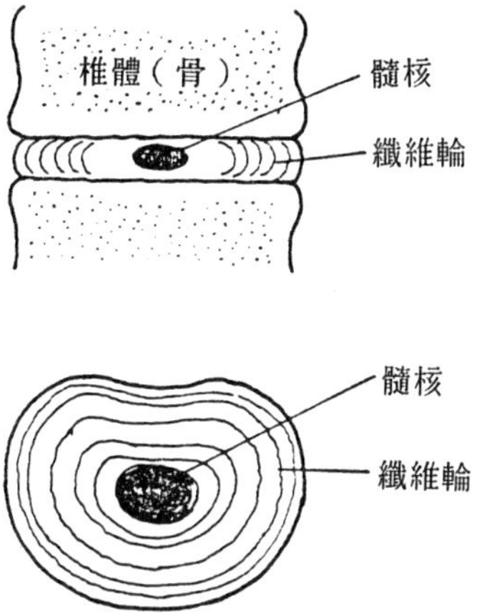

脊柱與椎間板

頸部、肩膀、手腕症候群

關節是連接椎體的組織，它含有軟骨（纖維性軟骨）。軟骨的中心組織，由明膠狀的髓核與纖維輪構成（參照附圖）。

更年期裡由於均衡的內分泌系統發生變化，軟骨出現退化現象。頸椎的軟骨老化後，纖維輪斷裂或出現裂痕，引起髓核或軟骨外流。這種狀況常發生在四〇～五〇歲之間，進入老年期後，有緩和的趨勢。除荷爾蒙分泌失調之外，女性的椎體比男性纖細也是原因之一。

頸、肩、手腕症候群的症狀和打孔員的職業病一樣，以肩膀或手腕的疼痛或麻木為最大的特徵，此外尚有肩膀酸痛，或手腳僵硬、麻痺等症狀，也有人有神經痛的症狀，特別是寒冷或疲倦的時候，症狀最為明顯，每當寒流通過時，身體感到特別不舒適，這些症狀各式各樣，因人而異。

頸部、肩膀、手腕皆為運動器官，平常運動不足的人，特別容易出現上述症狀，另外過勞或壓力也是因素之一，姿勢不良的人或駝背的人，應當特別留意。

預防的方法，首推減輕壓力，勿過勞一事，平時工作的時候，不妨利用機會，動動上半身，做體操或跳爵士舞的效果也很好。

為了在疼痛時減輕肩部的負擔，雙手勿提重物，同時為了確保頸部的穩定，可用繃帶固

頸部運動

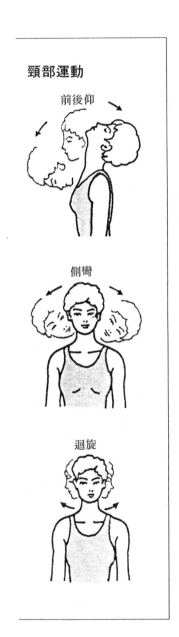

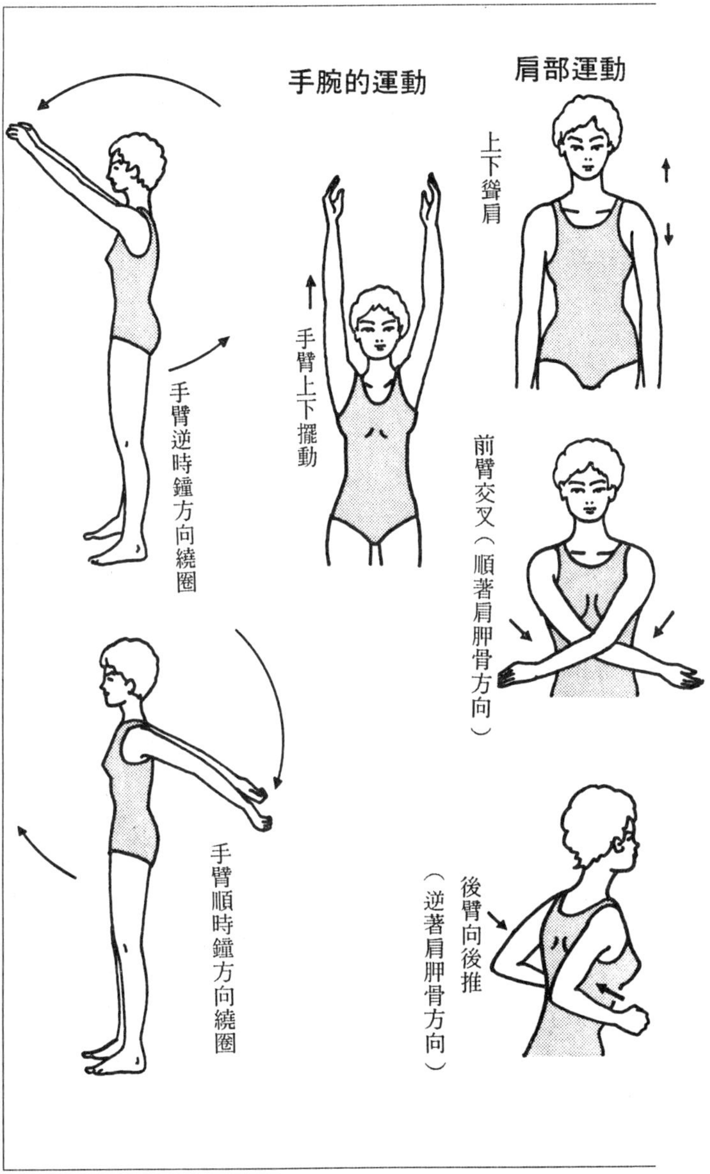
手腕的運動
肩部運動
手臂逆時鐘方向繞圈
手臂上下擺動
上下聳肩
前臂交叉（順著肩胛骨方向）
手臂順時鐘方向繞圈
後臂向後推（逆著肩胛骨方向）

定，注意更換較低的枕頭，或者乾脆墊在頸部下方，輕微的病況，即使不特別治療，三個月左右就可痊癒，如果超過三個月還沒好，應當請專門醫師治療。

在治療上，有疼痛症狀時，醫師通常會開止痛藥止痛；在物理治療上，運用牽引、溫熱療法或超短波療法，舒筋活血，嚴重的話必須動手術。全部治療時間約需六個月。

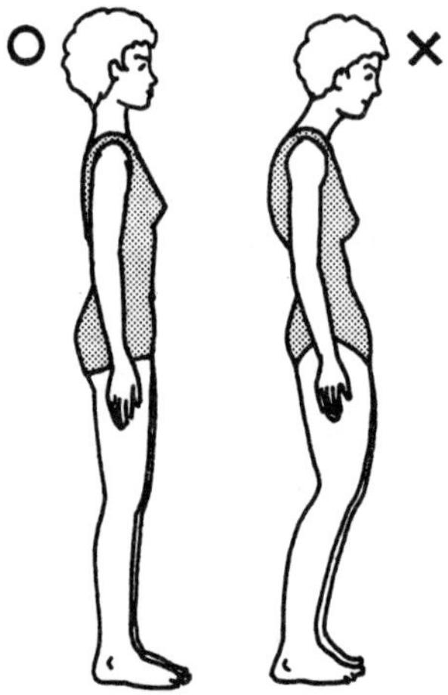

如左圖所示，正確的站姿為下顎向前伸，腹肌收縮，骨盤往後推。

如右圖所示，錯誤的站姿和疲倦時的姿勢一樣，駝背肩部下垂，腹肌鬆弛，骨盤往前，這種姿勢容易引起腰部疲勞。

正確的站姿與錯誤的站姿

更年期以後出現手腳麻痺時，極小部分為頸椎後縱韌帶骨化症的症狀，這是一種極難醫治的疾病。

腰痛

所謂腰椎是指，頭部和骨盤相連的二十四塊椎骨中，和胸椎相連

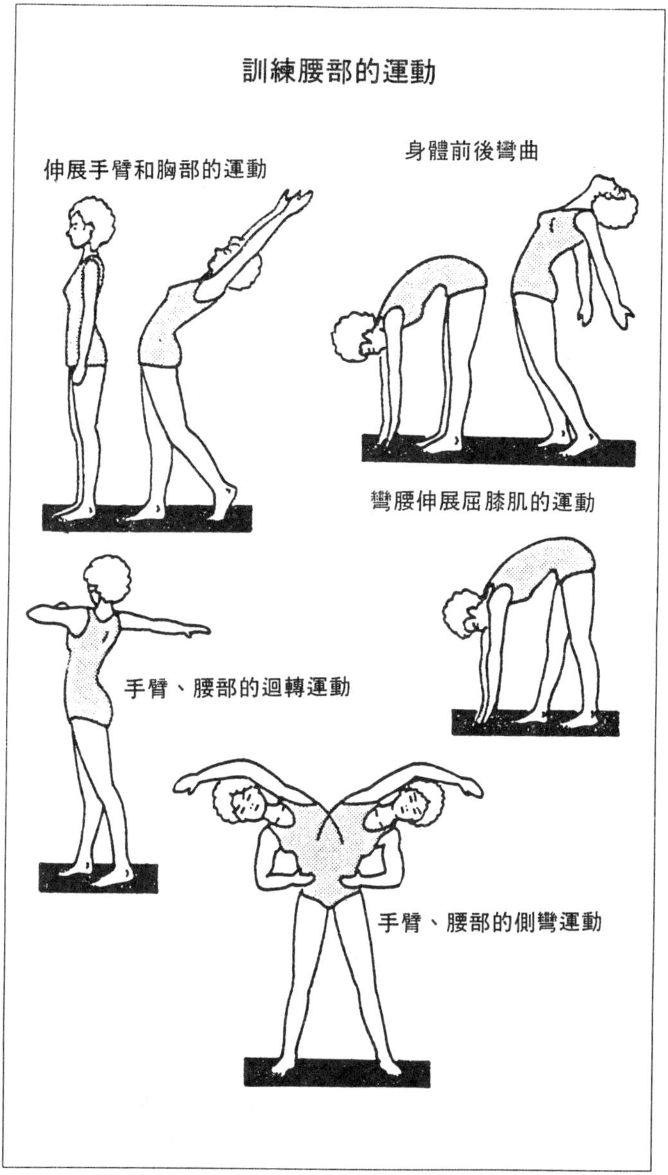
訓練腰部的運動
伸展手臂和胸部的運動
身體前後彎曲
彎腰伸展屈膝肌的運動
手臂、腰部的迴轉運動
手臂、腰部的側彎運動

訓練腰部的運動

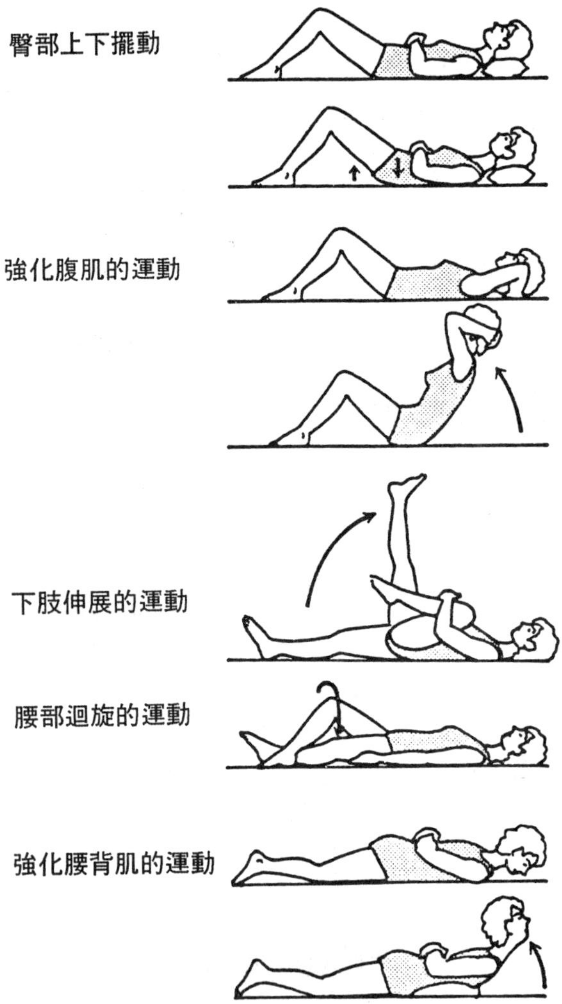
臀部上下擺動
強化腹肌的運動
下肢伸展的運動
腰部迴旋的運動
強化腰背肌的運動

的五塊椎骨，它們之間由具有彈性的椎間板互相連接。

進入更年期後，腰椎和頸椎一樣，軟骨會產生變化，運動量不足、或脂肪的蓄積，使腹肌或背肌更加退化，變成椎間板變性症。

肥胖造成肚子向前挺，腰部為了維持身體的平衡，腰椎彎曲的幅度變大，負擔加重，因而形成腰痛。

疼痛時可穿緊身肚兜，保持腰部的穩定，錯誤的姿勢是造成腰痛的主因，所以矯正姿勢，與鍛鍊支持脊椎的肌肉，是非常重要的。

肥胖者的腰痛，治本之道首在減輕體重，並且做適當的運動以鍛鍊肌肉的力量，也是不可或缺的。

中年家庭主婦，很少運動或走路的機會，大部分的時間都坐在椅子上，所以腰部四周的肌肉較沒有力量，造成不良姿勢，或肥胖的後遺症。

中年女性腰痛的原因，在生活中屢見不鮮，如穿高跟鞋、側坐、半蹲著做家事等，必須多加留意。

骨質疏鬆症

又名骨多孔症，因為它和浮石一樣，在骨骼上造成無數不規則的小孔，像巢穴一般。

骨骼的構成元素為鈣與蛋白質，當骨骼中的鈣與蛋白質流失時，形成骨質疏鬆症，骨頭變得乾燥多空隙，纖細而脆弱，稍受刺激，即有骨折的危險。老人骨折多起於骨骼疏鬆症，跌倒時最容易引起骨折的部位為大腿骨頸部（骨關節部）與橈骨上端。

骨質疏鬆症，在尚未惡化到引起骨折之前，會造成腰部與背部的疼痛，特別是以腰痛最為常見。

骨骼裡有造骨細胞和破骨細胞，當造骨細胞拼命造骨時，破骨細胞也努力地溶化等量的鈣質，以維持平衡。但是進入更年期後，荷爾蒙平衡系統發生變化，造骨細胞的造骨能力減弱，尤其在閉經之後，鈣質以驚人的速度快速地流失。男性因為沒有所謂的閉經，所以不會像女性一樣引起急速的變化。從腸子的吸收力來看，年紀愈大鈣質的吸收力愈低。

一旦患有骨質疏鬆症，骨骼再也無法恢復到原來的狀態，在更年期時，如果不勤於攝取鈣質，進入老年期後必然產生嚴重的後遺症。中高年以後鈣質的吸收力降低，飲食稍有不慎，便有缺鈣的危險。

含有豐富的鈣質的食物，如第一三一頁附表所示。磷會妨礙鈣質的吸收，速食品或加工食品中含有多量磷質，如果食用過量，即使刻意補充含鈣質的食物，也無法使鈣質發揮功效，這點必須特別留意。

除鈣質之外，蛋白質或維他命D也是必須的養分。另外骨骼必須接受相當程度的外來壓力，才會強健，所以適度的運動是不可或缺的。把骨骼固定在石膏之中，即使只是短短的一段時間，骨骼也會迅速地變細，由此可知運動的重要性。運動以全身性的運動，如游泳、慢跑等效果最佳，即使只是走路，也具有成效。

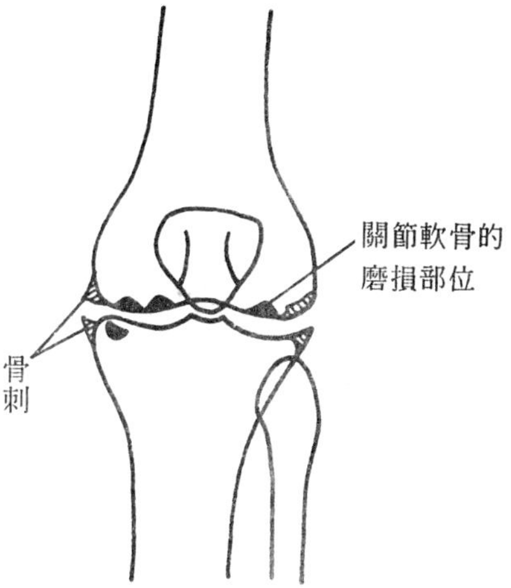

膝關節的退化

關節痛

年輕時軟骨富有彈性，中高年後彈力喪失，

足部懸掛重物，其重量須經醫師指示（大約1～2㎏），平躺在地板上，足部舉起，與地面成10度角（約15㎝），靜止5秒鐘，放下後稍事休息，再舉一次，如此重複，以早晚各做20次為最終目標。

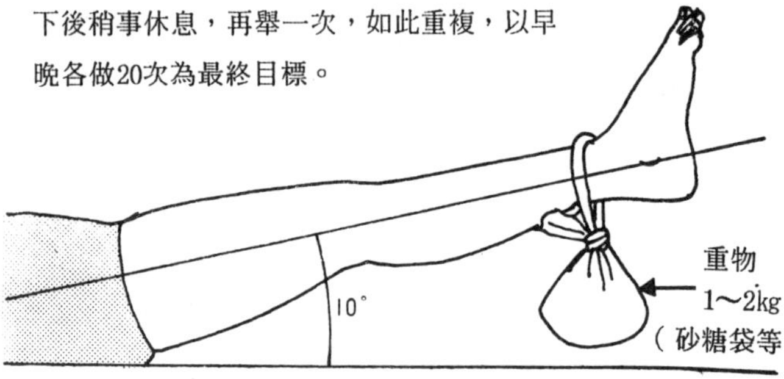

大腿四頭肌鍛鍊法

更新能力降低，有些地方磨損或破壞，有些地方則反而增生長出刺來，變成骨刺。骨刺本身沒有問題，只是會造成骨骼咬合不正，引起關節痛。

這種骨骼上的老化，會出現在全身任何部位，尤以足部，與承載體重的膝關節、股關節最為明顯（變形性關節症）。

發病年齡從四十歲開始，閉經期左右患病人數迅速增加。它和席地跪坐的姿勢，或內八字有關，所以日本女性常出現，由於內翻膝所造成的O型腿。

變形性膝關節症的症狀中，以運動或上下樓梯時劇烈的疼痛最為普遍，亦有人有膝蓋積水的症狀。

當出現突發性疼痛時，應儘量保持疼痛部位的穩定，避免採用席地跪坐的坐姿，注意足部的保暖。

疼痛的情況好轉之後，開始鍛鍊關節周圍肌肉的力量。鍛鍊大腿上的四頭肌，是預防與治療膝關節疼痛的最基本方法。

過了五十歲以後，儘量避免席地跪坐的坐姿，坐在椅子上，這樣大概就不會產生問題了。

除此之外，女性在閉經之後，所發生的關節異常中，有所謂的黑貝魯登結節，手指第三個關節出現疼痛，指關節直立的症狀，外表上雖然有礙觀瞻，但是對生活不會產生任何影響。

五十肩

治療五十肩的運動

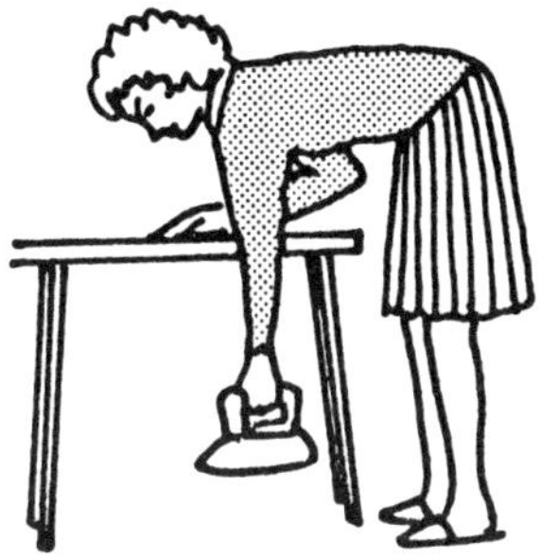

熨斗體操　身體儘量向前彎曲，用健康的那隻手，扶住桌緣或大腿以支持身體的重量，另一隻生病的手，握住熨斗等2～3kg重的物品，自然下垂，前後左右地搖擺。

從前在五十歲左右，最容易出現的肩部酸痛毛病，如今隨著平均壽命的延長，發病年齡已經延後至六十歲。

其症狀為肩部疼痛，無法工作，亦有人有肩部僵硬、畏冷的症狀，但是沒有麻痺感。這是肩關節的關節囊退化，所引起的炎症。

一般認為閉經期後的女性，荷爾蒙分泌失調，肩部運動量不足，是造成五十肩的主要原因。

治療時應請復健外科診治，但是若為突發性的疼痛時，疼痛緩和後，應儘可能地活動肩膀，否則會造成疼痛無法活動→沒有活動、關節僵硬、血液循環不良→更加疼痛的惡性循環。入浴時用毛巾熱敷肩部，積極地做上圖所指示的體操，是最最重要的預防法。

第五章　更年期常見的精神異常與疾病

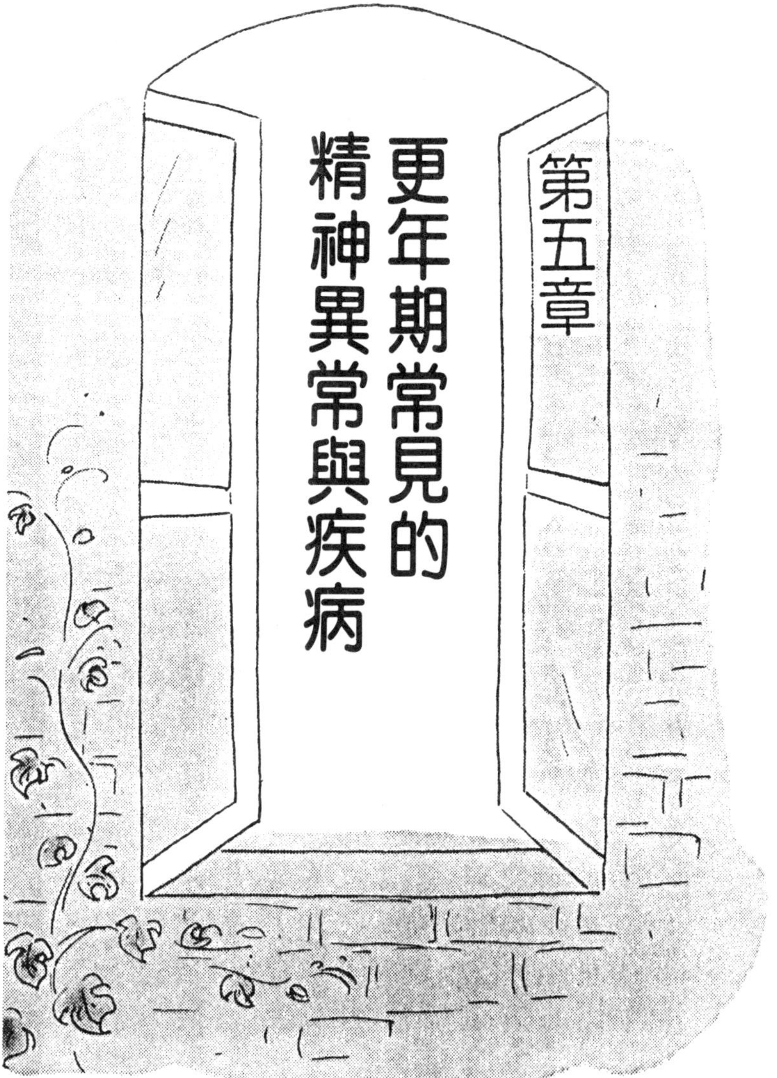

幾個中年婦女聚在一起互吐苦水，抱怨肩膀酸痛、暈眩、悸動、手腕麻痺等身體上的毛病，最後終於下了一個結論：「我們的問題全出在更年期障礙上！」或者妻子向丈夫發牢騷，傾訴失眠、懶散、精神不好、鬱悶等的痛苦，於是丈夫輕聲地告訴妻子：「可能是更年期到了吧！」像上述兩個例子一樣，「更年期障礙」這五個字常被誤用，如果你也被字面上的意義所蒙蔽，以不安的心情度過中年以後的人生，那就太無意義了！事先瞭解更年期裡，容易出現的異常的精神狀態與解決之道，學習待人處世的方法，有助於建立人生的價值。

更年期憂鬱症

更年期憂鬱症的症狀很複雜。晚上難以入睡，早晨一大早就睜開眼睛，腦子裡浮現的全是陰鬱的思想，怎樣也無法從被窩裡鑽出來，好不容易起床後，卻被惡劣的心情攫獲，莫名其妙的不安，無所適從，不想開口說話，心裡急著想準備早餐，身體卻不聽使喚；連出門買菜都提不起勁兒；不想和鄰居照面，因為嫌打招呼麻煩，向來愛看的電視節目，也無心收看，想睡個回籠覺補足昨天失眠的分兒，疲乏地躺在床上，卻怎麽也睡不著，晚上的菜單，也因為頭暈腦脹而無心思考，只要一動腦，頭部就一陣陣地痛。如果您有上述症狀，請大膽地判定為憂鬱症的症狀。

為什麼心情上會起變化呢？這和患者本身的性格有關，事實上憂鬱的因子一直潛伏在患者的下意識中，即使偶有症狀出現，也被忙碌的生活沖淡；進入更年期後，這種憂鬱的性格便強烈地表現出來。患者在性格上的特徵為：有強烈的責任感，熱衷於工作，誠實而一絲不苟，亦即所謂的固執性格。有這種性格的人，興奮的情緒持續較久不易冷卻，做事認真不打馬虎眼，固執而不妥協，喜歡徹底的責任分工。

更年期裡，因家庭的變化，容易產生反應性憂鬱症，現在略舉一例，以資說明。

病例——子女長大後，生命變得毫無意義

五十二歲的管艮子女士，育有3名子女，丈夫在一家大公司擔任課長，經濟情況在小康之上，是個幸福的家庭主婦。二個兒子大學畢業後，離家獨立，最近唯一留在身邊的小女兒也結婚了，家裡只剩下夫妻二人。然而丈夫的興趣廣泛，有自己的生活天地，夫妻二人向來很少聚在一起，享受二人世界的樂趣。最近管女士的確有鬆了一口氣的淸閒感，可是當日子一天天地過去，她卻愈來愈茫然，生活變得毫無目標，每天早晨起床，只能面對自己的思緒，令她有想要窒息的感覺。整天不是這裡痛就是那兒不舒服，一下覺得胃潰瘍，一下覺得有

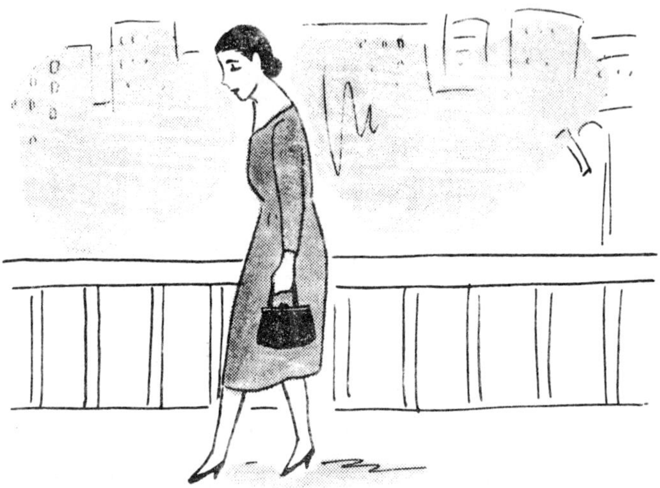

直腸癌、心肌梗塞的症狀，成天往來於醫院之間，卻怎麼也檢查不出毛病，當然醫師也無法為她處方，因此她的心情更加鬱悶，生活過得和病人一樣。此時如果從患者的性格著手，調查疾病的成因，便可發現患者有多樣性的憂鬱症症狀，這種憂鬱症稱為假性憂鬱症，治療上需花較長的時間，並且無法根治。

治療方法和一般憂鬱症一樣，併用藥物療法與心理治療法，亦即服用抗憂鬱性藥物，及讓患者認識本身的疾病狀況與成因。

不安性神經病

一旦得過一次悸動的疾病之後，便陷入預期性的恐怖之中，一直擔心會再度發病，從此以後，預防該症狀再度發病成為生活的唯一目標。從早晨一睜開眼開始，就成為「不安」的俘虜，輕易地取消一天的工作行程，以解決不安的情緒為藉口。無心工作，縮小生活範圍，整天無所事事，虛度光陰。

人只要有生命的一天，不安的精神狀況便如影隨形，它和求進步的鬥志是一體的兩面，正因為有不安的情緒，才會使人產生不斷前進的意願，如果能平心靜氣地接受一切生活上的不安，將不安化為衝勁，是逃出不安狀況的要件。千萬不能因為不安的情緒，放棄生活的目標，反而應該以在不安的情緒中，繼續求進步。

確認過多症候群

因為反覆重複生活上的細節，如關門窗、檢查瓦斯開關等，造成日常生活上的障礙，在本書裡，稱為確認過多症候群，它是強迫性神經病的一種。姑且舉一例子，說明它的症狀。

病例——為了關門窗一事神經緊張

四十七歲的黃清清女士，育有二名子女，子女已經畢業，在公司上班，丈夫是上班族，白天家裡只有黃女士一人，子女又有晚歸的習慣，所以黃女士在不知不覺中養成擔心門戶沒有鎖好的習慣，上床之後不久，又要起來檢查一次，如此床上床下地起起落落，造成睡眠不足，連白天也不斷地擔心門戶的事，變得焦躁不安，事實上，黃女士的問題，並非出在門鎖上，只是為求心安而已。

如果你仔細推敲黃女士的病徵，便可發現，原來黃女士所有的注意力，在子女獨立之後，由外轉向內部發展，過於重視自己在情緒上的細微變化，一直重複和本來的目的無關的行為，以滿足情緒上的變化。在治療上，可採心理治療法，控制自己的行動，不要讓它隨著情緒而動，跳過無意識的行動，想一想下一個行動該做什麼事。以黃女士為例，當黃女士浮現檢查門戶的念頭時，立刻想下一個工作是什麼，直接去做，便可終止無意識的行為，如此重複幾次後，就可以將意識或注意力，轉移到外在的世界，使行為能隨著意識而動。

疾病恐懼症

前面已經略微提到過，人類進入更年期之後，開始注意自己的身體狀況，擔心疾病的侵襲。有人甚至，到處找醫師診治，即使醫師告訴她：「你沒病。」也無法令她信服，最後只得由一家醫院轉到另一家醫院，尋找能替自己診斷出疾病的醫生，這種矛盾的性格稱為慮病症。

患者得知友人死於狹心症時，開始擔心自己的心臟是否健康，或看到報紙上刊出的喪葬啟示之後，便心生畏懼，每看到一個啟示，就往自己身上多加一個病名。慮病症只能從心理治療上著手，當您懷疑自己患有某種疾病時，不妨去做健康檢查，若醫師確實證實您是健康的，就應當活得像健康的人一樣，即使擔心自己的身體狀況也不應因此擾亂生活的秩序。另外，可以找一位值得信賴的家庭醫生。

卸貨症候群

許多女性長年忙著照顧子女，管理家務，一眨眼間子女都已成家立業，丈夫身體健朗，無論在精神上或經濟上都很安定，但是在這種無以言喻的幸福背後，自己卻被病魔纏身，這是因為，許多女性在完成出生以來一直背負的使命之後，就像到達目的地後，卸下貨物一樣，心裡一片空虛，喪失生活的目標。

所謂卸貨現象是指，當一個人每天為雜務所煩時，有許多願望，這個也想做，那個也想嘗試，一旦真的有機會實現願望時，卻被空虛感占據，失去興趣和元氣。這個時候，有人得憂鬱症，有人產生不安和焦躁的情緒，一個人的時候覺得寂寞，人多時又覺得嘈雜，性格變得和小孩子一樣，任性難以討好。

甚至當人們以羨慕的語氣：「你好幸福！」的時候，眼淚反而不斷的湧出來。

這個時候，您應當仔細的分析目前的心理狀況，無論花多少時間，都要為自己的生活找出目標來，用自己的方式一步一步地實行，不靠別人的幫助或指示。

歇斯底里的反應

這是一種心理疾病，性格上有下述傾向的人較易罹患此疾：有強烈的希望受人尊重的欲望，有誇張的性格，但是沒有向上發展的毅力，在幼兒時期即出現容易受周遭環境影響的性格，暗示性意義的感受力特別強，沒有主見，容易變動。

病例——女兒出嫁以後心臟病頻頻發作

五十四歲的左智惠女士，育有二名女兒，大女兒結婚時，在心理上未有任何波動，但是二女兒決定要結婚時，開始覺得異常的不安與寂寞。

女兒出嫁以後，家裡只剩下夫妻二人，白天一個人在家覺得萬分寂寞，老是擔心二女兒在婆家過得好不好，這種日子一天天地過去，自己卻怎麼也培養不出一點兒興趣，也不想出去看看光景，動不動淚流滿面。有一天夜裡，她覺得胸部縮成一團非常痛苦，經救護車送到醫院後，卻檢查不出任何毛病。

此後症狀變本加厲，胸部日夜疼痛，經常痛得喘不過氣來，不得已只好打電話給二女兒，叫她回家探病，沒想到左女士一見到女兒，立刻不藥而癒，但是女兒走後，又再度發作。如此反覆發生，二女兒的生活秩序全被破壞了。

上述病例是典型的歇斯底里症的症狀，患者利用探病者的同情心，發洩自己的情緒，完全不顧是否會對他人造成困擾，在左女士潛意識裡，認為女兒為父母做事是應該的，表面意識卻故意忽略這種潛意識的計謀，而以歇斯底里症的症狀表現出來。

現在左女士已經在醫師的指示下，花時間理解自己的內心世界，接受子女已經長大的事實，朝著做一個好妻子、好母親的方向努力。

更年期妄想型精神病

更年期妄想型精神病，對生活不會產生明顯的障礙，只是患者會對某些特定的事物，偏執地否定既存的事實，不接受他人的指導，同時因該特定事物，做出奇異的言行或反應，使周遭的人捲入自己所製造的混亂之中。

例如，某人堅信鄰居之中，有人正在監視自己，知道自己買了什麼菜，做了什麼料理，並且宣揚給所有鄰居知道，甚至相信連報紙都刊出自己一天的生活細節，這是被害妄想症的一種。

另外有一個主婦說，她的丈夫在外面有女人，並且相信那女人總是在暗中作弄她，所以只要丈夫回家時間稍晚，或言語上有些語病，就立刻和丈夫在外面有女人連想在一起，大吃飛醋，這是嫉妒妄想症的症狀，這種妄想症的患者也不少。

前述被害妄想症例子中，有人甚至為了躲避監視，一整天拉下窗簾，足不出戶，三餐都用速食麵解決。

後者的嫉妒妄想症，病況嚴重的患者甚至把自己的丈夫關在家裡，不准他去上班。

這種妄想症，只會出現在二、三個特別的事物上，在其他的事物上患者和常人無異，所以不易被發覺，甚至連患者本身都不知道自己已經生病了，所以常有延誤治療時機的情況發生，妄想症當儘早請專科醫師治療。

甲狀腺機能不健全所造成的精神障礙

更年期障礙如果伴隨血管運動神經症狀時，應該鑑別是甲狀腺機能亢奮或低下，阿狄森症候群、或克辛格症候群，因為這些都會出現強烈的不安、焦躁、或脾氣陰晴不定、妄想等精神上的症狀，常有人只見到這些精神上的症狀而誤診為精神病，忽略根本的疾病。治療這種精神病，以治療甲狀腺機能障礙為第一優先，其次再對精神上的併發症，依照個別的情況，對症下藥，加以治療。

更年期心理異常的治療對策

更年期裡除本身身體上的變化之外，家庭環境也會產生劇烈的變化，因此特別容易出現適應不良症，諸如精神上的動搖、或情感上的異常變化等。

治療之道首在掌握病況，瞭解自己的問題所在，不逃避，抽絲剝繭地從問題中找出解決之道，擴大視野和生活範圍，無論如何都要培養自己的興趣，用興趣產生的喜樂，導正任何細微的人格偏差，同時視病情的輕重情況，使用藥物療法。

精神安定劑的使用法

精神安定劑的種類非常多，使用視症狀、疾病的種類而定，例如，妄想或幻覺等精神病患，必須規律地服用藥性較強的安定劑。有強烈的興奮或衝動行為的患者，也應服用藥性較強的安定劑。

心情沈鬱時，應該使用抗憂鬱的藥物，使患者心情開朗。元氣不足的患者，應當服用刺激自發性行為的藥物。而有焦躁症狀的患者應當服用，能令他心情平穩的藥物。每一種精神病症狀，使用的藥物都不同，必須對症下藥。

一般而言，神經症或相關疾病，服用藥性較弱的精神安定劑。但是只服精神安定劑，安定患者的情緒是不夠的，應當併用精神療法治療。

在服用精神安定劑時，應向醫師詳細的詢問服用法，於適當的時間，適當地服用。

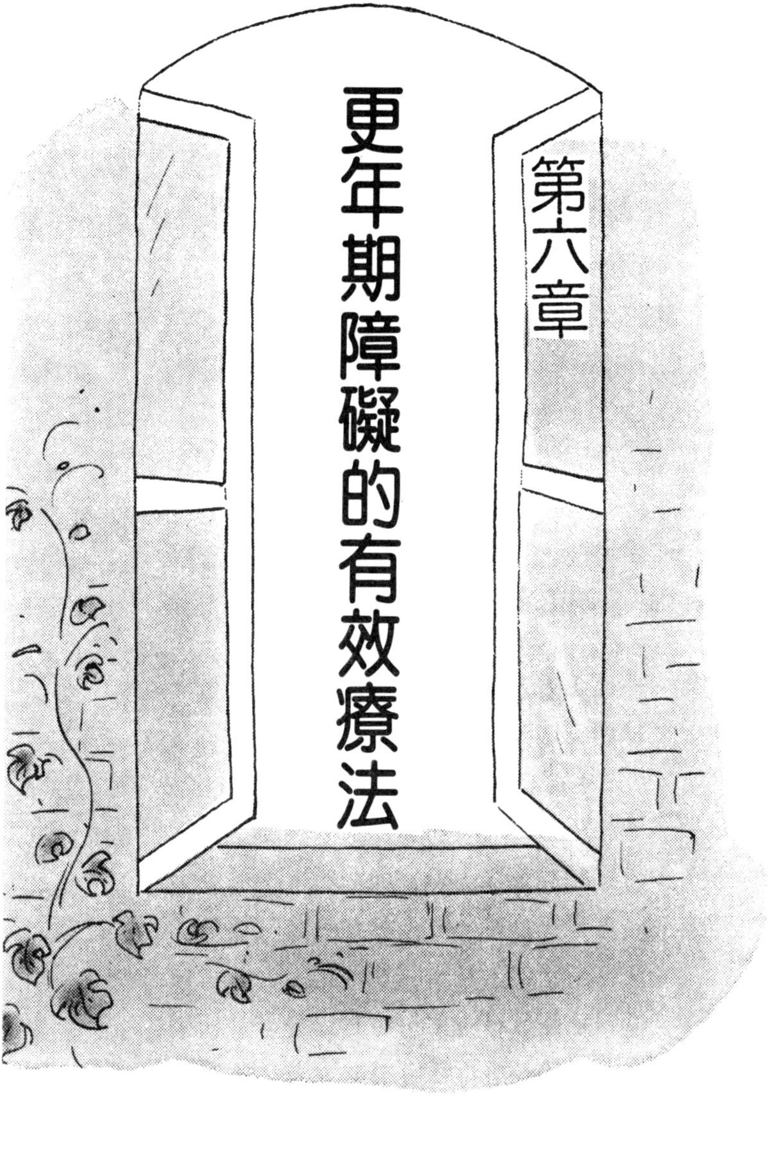
第六章
更年期障礙的有效療法

雖然更年期障礙會對身體造成某種程度的影響，如果只是更年期所引起的暫時性變化，過一段時間後，幾乎都可以不藥而癒；即使症狀嚴重，只要找得出原因，大多可以使用藥物治療法加以治療，但是絕對不能因此而漠視更年期的症狀，有很多人就是因為這樣，反而招致更嚴重的病痛折磨。

不要輕視任何一個症狀，接受醫師的診斷後，如果病情嚴重應遵照專科醫師的指示接受治療。治療的方法包括荷爾蒙劑、精神安定劑等藥物療法、心理治療法、針灸療法或漢藥療法，每一種治療法都有相當的療效，唯一要注意的一點是，必須和醫師商量，遵照醫師的指示，採用適當的治療方法。

該找怎樣的專科醫生

進入更年期後，可能產生的各種症狀已如前述，當您出現上述症狀時，千萬不可自己妄下判斷，應當請醫師診斷，是否器官上的病，有許多人感到身體略為不適時，認為是更年期的症狀置之不理，一直到最後才知道是子宮癌、肺癌的初期症狀。人命只有一條，才四十歲就因輕疾而殞命，太可惜了！這令人感歎，任意將病痛歸因於更年期不適應症的嚴重後果。

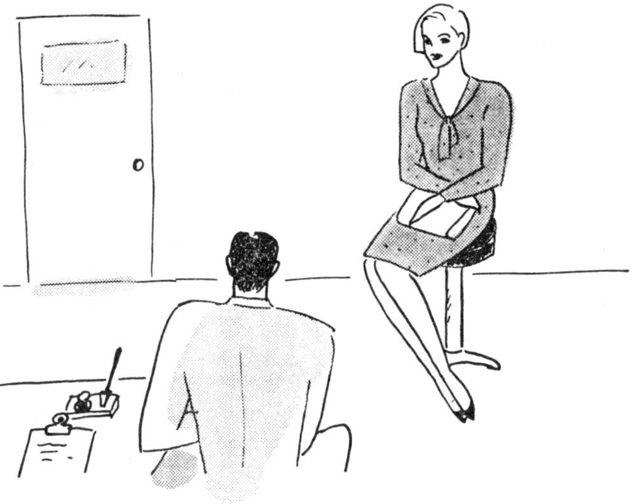

依照症狀的不同，到不同的醫院接受治療，確知自己沒有大礙時，能忍的就忍過去，實在非常不舒服的話，絕對不要咬緊牙關死撐。任何障礙都一樣，愈早期開始治療，效果愈好。

在醫院的選擇上，以能聽我們細訴，並且能理解我們的煩惱或痛苦的醫院，做為第一優先考慮的對象，大部分的醫療機構，因為病患太多，沒有時間仔細地聽我們描述症狀。大學的附設醫院，多設於比較偏遠的地方，等待的時間也較長，遇到連走動都成問題的病況時，到這種醫院求診，既費時又費力。

如果有平常往來頻繁的家庭醫師，不妨就近向他請教，若能先做一般性檢查是最適宜不過的了，經過內科檢查後，若無特殊的異常狀況，請他介紹熟識的婦產科，也是好方法。在婦產科裡接受包括癌症診斷的一般性檢查，以確定是否有任何異常的症狀。若患有需要長時間治療的疾病時，視病況的不同，最好到荷爾蒙療法的專門醫院，或身心疾病療法的專門醫院治療。私立醫院、大學附屬醫院、或公立醫院，多設有此類轉診的服務。

有神經上的症狀時，應到精神科接受診療，但是和多數的婦女不願上婦產科檢查的心理一樣，對於精神科懷有敬而遠之的戒心。但是，提早接受治療，可以免除長期的痛苦，所以請拿出勇氣，儘早尋求專門醫師的治療。

骨骼或關節的毛病，到復健外科，暈眩、耳鳴到耳鼻科、頭痛到內科、腦外科；眼睛疲勞到眼科，皮膚搔癢到皮膚科，這是一般的常識，但是也有些疾病，沒有確切的症狀，必須接受全科的檢查。可能的話，不妨上一趟醫學檢驗所，做一次全身的徹底檢查，順便在那裡，和醫師討論一下，自己心理、生理上的問題，也不失為一個好法子。

荷爾蒙療法的使用場合

由於更年期障礙是卵巢機能不足、荷爾蒙分泌失調所引起的症狀，所以荷爾蒙療法是最

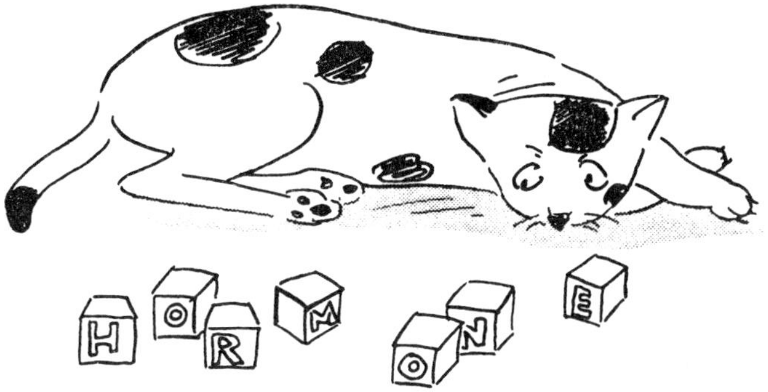

有效的治療法。荷爾蒙的種類繁多，沒有任何一種荷爾蒙療法，能適應所有的症狀。

治療更年期障礙上，常用的荷爾蒙包括卵泡荷爾蒙、雄性激素、男女兩性混合荷爾蒙、黃體荷爾蒙、性腺刺激荷爾蒙、副腎皮質荷爾蒙、唾液腺荷爾蒙、荷爾蒙代謝產物等種類多多。

這些荷爾蒙的使用，必須經由專科醫師的處方，長久使用荷爾蒙劑，並沒有防止老化的作用，如果是具有調整自律神經系統效能的荷爾蒙，使用過量反而會破壞自律神經系統的平衡。

荷爾蒙劑在使用上，必須配合症狀，使用量超過或不足都會造成反效果，所以在使用量的決定上，應以使用適量的藥劑，達到儘早治癒的功能為前題。

荷爾蒙療法的適應症，包括下列幾項，略述如下：

更年期裡常見的機能性出血　先做子宮癌檢查，確定為陰性反應後，再進行荷爾蒙療法。常用的荷爾蒙劑包括：單獨使用的黃體荷爾蒙、黃體荷爾蒙與卵胞荷爾蒙的混合劑、男性荷爾蒙、副腎皮質荷爾蒙、卵胞荷爾蒙等。

萎縮性膣炎（老人性膣炎）　更年期以後常見的膣炎，是因為卵胞荷爾蒙減少膣內酸度降低，對細菌感染力減弱所致，所以針砭之道在於荷爾蒙療法，服用卵胞荷爾蒙劑或膣錠，療效良好。

皮膚病（搔癢症、蕁痲疹、皮膚炎、盜汗）　皮膚病的根本原因在於，荷爾蒙失調所引起的自主神經機能失調，所以必須使用荷爾蒙療法，其目的在於控制自主神經系統。

其他的異常與疾病　排尿障礙或骨骼異常、關節痛等，也可以使用荷爾蒙療法，減輕症狀，唯一需要注意的是，儘可能不要長時間連續使用。

有效的更年期障礙漢方療法

在漢醫的醫理中，將更年期出現的症狀，稱為血道症，事實上血道症這個名詞，涵蓋一切和月經相關的疾病，在這裡我們用這個名詞代表更年期障礙，因為血道症和年齡有密切的關聯，並且最常出現在更年期。

血道症有幾項共通的特徵：一、這種病不會嚴重危害身體，卻會造成患者本身的劇烈痛苦。二、一次出現二個以上的症狀。三、沒有一定的發病部位。四、症狀的輕、重，或表現狀態受發病當時的心理或外在環境的影響等。

漢醫用氣、血、水說明形形色色的自覺症狀，亦即，當氣、血、水的平衡關係發生變化、停滯、或不均衡時，會產生這些症狀。

由氣不調所引起的症狀，和心、情緒等心因性要素有關，當氣停滯時，會產生悶、暈、沮喪、易怒、悸動、呼吸困難等，現代醫學裡稱為血管運動神經或精神神經症狀。氣和自主神經有深刻的關係，支配人的喜怒哀樂。

血的滯留引起的症狀包括：頭痛、暈眩、悸動、耳鳴、頭暈腦脹、臉部發熱、全身灼熱、腹部畏冷、麻痺等血管運動神經系統，或知覺性障礙的症狀，漢醫通稱為瘀血。

水的留滯，引起悸動、喘息、全身倦怠、盜汗、暈眩、耳鳴、頭重、頭痛、失眠、痙攣、手足顫抖等神經症狀。

更年期障礙的症狀，和氣、血、水停滯所引起的症狀符合，所以使用漢藥治療時，可分別配合不同的症狀，採用氣、血、水的治療法，或採合併的治療法。漢藥的下藥方式非常複雜，需要專業的判斷，治療時不妨請漢醫診斷，到漢藥店抓藥時，應詳細詢問服用的方法。

以下列舉具有代表性的處方數帖，供讀者參考：

半夏厚朴湯（氣劑）

處方：半夏六・〇g　茯苓五・〇g　厚朴二・〇g　蘇葉二・〇g　乾生薑一・〇g

氣嚴重鬱滯時，喉嚨好像梗著一塊東西，想吐、有壓迫感或暈眩感、悸動或呼吸困難、胸部鬱悶、精神不安無法外出，甚至產生歇斯底里的反應，偶爾出現小圓球似物體從腹部湧出的感覺，或喉嚨梗著一塊東西的感覺。這個時候半夏厚朴湯是有效的藥方，半夏和厚朴有舒氣、開氣、去塞、鎮靜神經的作用。

甘麥大棗湯（氣劑）

處方：甘草五・〇g　大棗六・〇g　小麥二〇・〇g

翻看更年期障礙患者的病例，不乏稍受刺激即悲泣不停，大笑不止、手足或顏面肌肉痙攣、狂舞、躁動的症狀，或相反地出現靜默不語、呵欠連天等伴隨症狀。甘麥大棗湯適用此症。

這是個甜的處方，具有緩和痙攣等劇烈的痛楚、怡養心氣、安靜神經興奮的作用。對嬰兒夜啼的治療效果也不錯。

加味逍遙散（血劑）

處方：當歸、芍藥、白朮、茯苓、柴胡各三•○g、牡丹皮、山梔子各二•○g　甘草一•五g　乾生薑、薄荷葉各一•○g

這是更年期障礙或血道症最常用的處方。適用症狀包括：體力減退、輕微貧血或全身倦怠、容易疲勞、頭重腳輕、焦躁不安、易怒、身體發熱、出汗、失眠、生理不順等神經症狀。

當歸有補血、通血路的作用。芍藥有使血液循環順暢、鎮痛、鎮靜的功能。柴胡有恢復自律神經與解熱的效果。山梔子有治療灼熱、失眠的效用。牡丹皮有去除瘀血的功用。白朮、茯苓、甘草有健胃利尿的效果。薄荷葉有開胃氣，乾生薑有幫助藥物吸收的功能。

桂枝茯苓丸（血劑）

處方：桂枝、茯苓、牡丹皮、桃仁、芍藥各四•○g

這是帖和加味逍遙散一樣，常被用來治療更年期障礙的處方，同時具有治療瘀血的作用。適應症狀包括：強烈的神經症狀、暈眩、頭痛、肩膀酸痛、悸動、頭暈眼花、足部畏冷、下腹部飽脹感或疼痛等。這些症狀的患者，通常有腹部不舒服與壓痛的症狀。另有一些人體力尚佳、臉色良好，只是身上出現紅斑。

桂枝能通血路、治暈眩。茯苓和桂枝可以鎮靜腹部的悸動，並且有利尿的功用。桃仁有清血管淤塞、通血的效力。牡丹皮、芍藥也有通血路、解血塊的功能。這些效用相仿的藥材，綜合起來，有去除下腹部淤積的血塊、治療因淤血所造成的各種神經症狀的功能。這些作用除了漢醫能達成之外，西醫無法做到，可說是漢藥醫療的特色之一。

柴胡加龍骨牡蠣湯（氣血劑）

處方：柴胡五・〇g　半夏四・〇g　茯苓、桂枝各三・〇g　黃芩、大棗、人參、龍骨、牡蠣各二・五g　乾生薑一・〇g（治療便秘再加大黃一・〇g）

筋骨結實的人，如果出現暈眩、失眠、心悸亢進、肩膀酸痛、情緒不穩的症狀時，不妨使用這帖藥方。這類患者在做腹部診斷時，有心窩緊繃、壓痛的症狀，特別在靠近肚臍上方或左方之處，有悸動的情形出現。

在這帖藥中，柴胡能影響間腦，使充分調節自主神經、荷爾蒙代謝、水分代謝、與性本能的作用，達成身心平衡的目的。而龍骨、牡蠣則有鎮靜的作用，茯苓有鎮靜心悸亢進的效能。

女神散（氣血劑）

處方：當歸、川芎、白朮、香附子各三・〇g　桂枝、黃芩、人參、檳榔子各二・〇g　黃蓮、木香、丁香、甘草各一・〇g（大黃〇・五g）

這是一帖有安定自主神經作用的處方，適合體能在中等以上的患者使用。

凡是有暈眩、頭暈腦脹、鬱悶等症狀者，服下這帖藥後，能順氣、下氣、散鬱氣，並且有降血熱的效果。當歸、川芎有順血路，桂枝有治暈眩，丁香、木香、香附子、檳榔子有下氣、開氣、散鬱氣，黃蓮、黃芩有降熱；白朮、人參、甘草有強胃的作用。

正心湯（氣血劑）

處方：當歸、茯苓、地黃各四・〇g　羚羊角、人參、酸棗仁、遠志各二・〇g　甘草一・五g

茯苓、羚羊角、酸棗仁、遠志在這裡全部用做精神安定劑。

漢方醫書裡記載，這帖藥能治療喜、怒、憂、思、悲、驚、恐等七情混亂、情緒憂鬱、瘋言瘋語、狂笑等精神異常的症狀。這些雖然是精神分裂症、憂鬱症、精神官能症、腦梗塞、老人性癡呆症、健忘症等疾病的外在症狀，但和血道症的症狀相仿時，這帖藥具有相當的療效。

在漢醫裡，羚羊角有安定心情、驅驚，遠志有補心、強志、益智、治療健忘或驚悸，酸棗仁有安心、治療失眠的效用。

清上蠲痛湯（氣血水劑）

處方：當歸、川芎、白芷、羌活、獨活、防風、蒼朮、麥門冬各二・五g　黃芩三・〇g　菊花、蔓荊子各一・五g　細辛、甘草各一・〇g　乾生薑〇・五g

血道症或更年期障礙，常伴隨著頑固的頭痛，如果您有常年劇烈頭痛的毛病，並且試過各種療法，卻依然無效的話，不妨抓這帖藥試試看。

這個藥方有通常年氣血鬱滯、降低上衝氣的效用。有人服用這帖藥後，生理期頭痛的毛病，豁然而解。不僅如此，對男人頑固的頭痛也有相當的療效。

精神療法的使用時機

精神療法一般用在神經痛、身心症、心因反應、憂鬱症或其他精神障礙的治療上。如果上述疾病有不安、恐懼、失眠、焦躁、情緒不穩等心理症狀，或頭重、嘔吐、痲痺、發熱、暈眩等心理因素所造成的生理症狀時，必須併用藥物治療。

單就精神療法而言，必須由受過訓練的治療師，配合疾病症狀，選擇適當的療法。

略舉幾種精神療法做個簡單的說明。

精神分析療法

利用自由聯想法，將壓抑在潛意識裡，不安、焦躁、痛苦等症狀的原因，拉到意識中，經理解、洞察等過程，重新構築其人格。

更年期以前長期壓抑在潛意識裡的情感，隨著更年期障礙的生理痛苦，爆發出來，採用一般療法無法治癒時，藉著精神分析療法，可以將問題意識化，除去病根。

催眠療法

催眠療法屬於暗示性療法的一種，對於被暗示性高的人，可以採用此法。經由催眠的暗

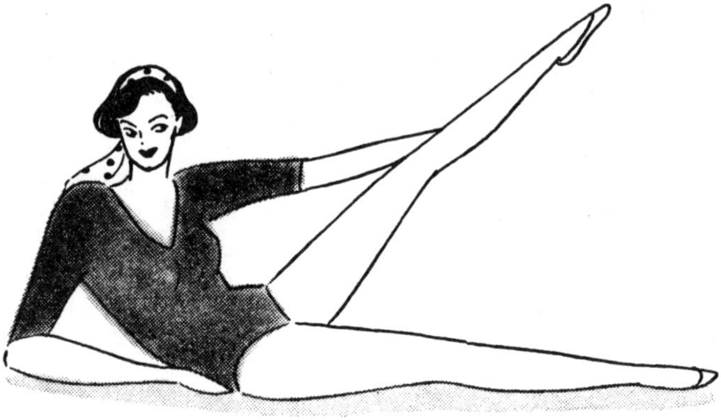

示，減輕患者的痛苦，變化症狀與態度，導向健全的人格。

在做催眠療法以前，應充分判斷患者的病況，以決定是否採用此種療法，並且定出治療時間與治療目標。

自律訓練法

這是一種藉著患者本身系統性暗示的力量，緩和心理與生理上的緊張，讓自己平靜下來，一邊控制自己的情緒，一邊以反省的方式，做好心理準備的方法。

森田療法

當您經常發現自己在身體上或心理上的變化，懷疑自己是否生病的傾向，而且這種疑懼令您寢食難安時，可採用森田療法，幫助您接受自己的情緒，順應周遭環境的變化，以建立良好的習慣為目的。

這種療法，基本上採住院療法，對不安性神經病、強迫性神經病非常有效，如果症狀輕微時，可以不用住院，以日記指導的方式進行治療。

除此之外尚有刺激隔離療法、內觀療法、行動療法、藝術療法、心理劇等精神療法。

不可忽略運動的治療效果

如果症狀輕微，沒有隱藏著重大惡疾的危險，採用運動療法讓身體積極的動，能發揮相當的療效。

慢跑、網球、游泳、爵士舞蹈、社交舞、瑜伽等運動，只要能持之以恆，都能對身體產生良好的影響。即使只是快步走，也有益健康。

運動除了有增強心肺功能，抑制過早老化的現象之外，還能促進血液循環，加強新陳代謝、導正自主神經系統正常化的功能，並且可以增加足部、腰部的力量，使動作俐落優美，同時因為新陳代謝正常，皮膚變得鮮麗而有光澤，全身展現蓬勃的朝氣。

運動對促進心理健康也有相當的效果。熱衷於運動，能消除焦躁的情緒，將家庭內外煩人的問題拋到九霄雲外，產生新的生活慾望，使身體充滿活力，並且運動以後的疲勞感，與舒爽的情緒，能使夜晚的睡眠更加安穩。

運動的選擇應以興趣為優先考慮的條件，只要是能令您產生持之以恆的興趣的運動，都是理想的運動，但是運動量，應以能達成舒爽的流汗感與疲勞感的量為適量，不要超過此量。一週運動二、三次為理想的運動頻率，偶爾興起才運動一下，是沒有效果的。

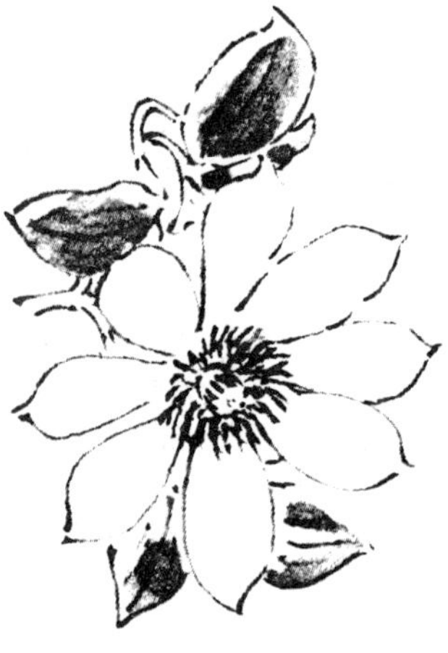

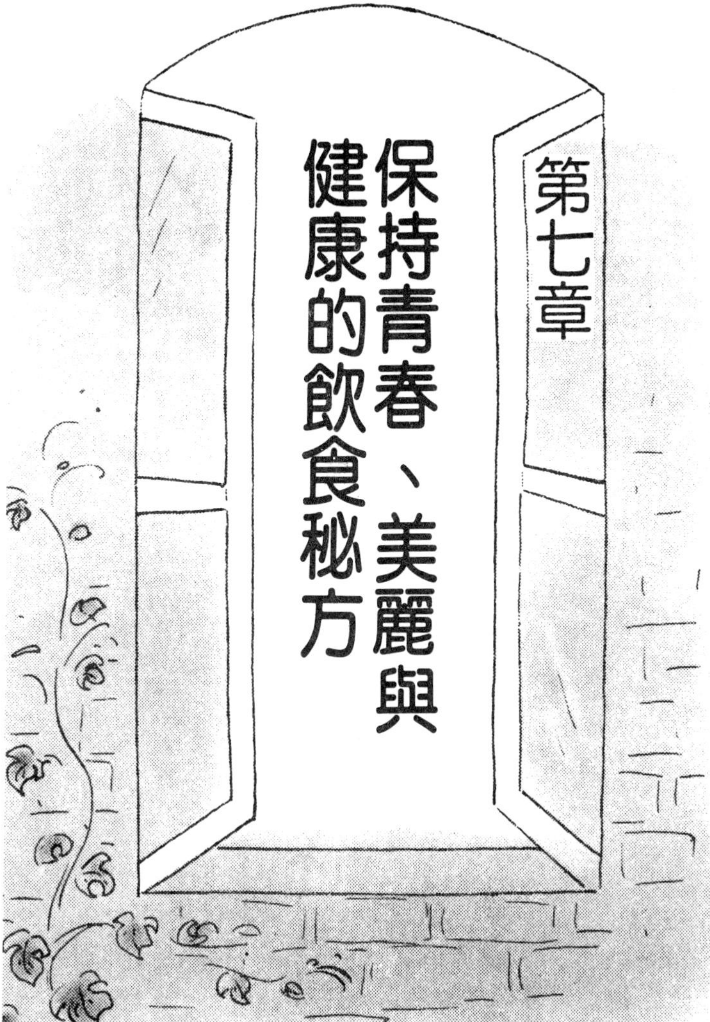
第七章
保持青春、美麗與健康的飲食秘方

更年期障礙防患未然的健康飲食法

只需改變飲食就能恢復健康

對女性而言，更年期是人生中肉體變化的最大關卡，短者二至三年，長者十年必須承受更年期障礙之苦；儘管如此，有些女性甚至在毫無知覺的情況下度過更年期。為什麼會造成如此大的差距呢？原因無他，就是飲食生活。

正確的飲食生活，能使自主神經正常的運作，維持荷爾蒙的平衡，更年期障礙便無由而生。懷孕期間害喜嚴重的人，更年期時都有更年期障礙的煩惱，這是因為平日錯誤的飲食習慣，在經歷人生的重大關鍵時期時，便逐一的顯現出來。

當您的身體出現肩膀酸痛、頭痛、悸動、呼吸不順暢的更年期不舒適的症狀時，這是身體對「四十年以來錯誤的飲食習慣」所發生的警告訊號，只要修正錯誤的飲食習慣，就可恢復精力。如果在更年期以前，就做適度的修正，更能防患未然。

可能有人會在心底暗自嘀咕：「更年期的障礙，令我如此地痛苦，問題怎麼可能單純地出在飲食上？」

藉著呼吸補充氧氣，藉著飲食補充熱量、保持體溫、供給生命的力量。而食用食品是唯一的一種攝取熱量的方法，這點希望讀者牢牢的記住。

最重要的是不要攝取錯誤的熱量質。錯誤的飲食會破壞健康，使身體內的細胞、生理或內臟機能的活性化（亦即使機能活潑化）停止。如果「攝取充分的營養，排除不必要的廢物」的循環過程能充分的運作，可以促進新陳代謝，提高自主神經的活動力，加強內臟的機能，維持荷爾蒙的平衡，淸除血液中的廢物。有一句話說「家室淸潔者其人必勤」，身體也是同樣的道理，在代謝良好的身體裡，更年期障礙無由而生。

經過這番說明，想必各位已經瞭解食物的重要性。

預防肥胖的飲食法

那麼，能驅除更年期障礙的飲食方法究竟是什麼呢？一言以蔽之就是我所提倡的「鈴木節食法」，這和目前流行的「健康節食法」不同，並非為減肥而設計的特殊食譜，也不會像吃藥一樣，令您難以下嚥。其最大特點在於「好吃、滿足食慾、吃出健康、吃出美麗的肌膚」，然而這是一種極為普通、平凡的飲食法，只是有一點要特別注意：千萬不要吃錯食物。

按照這種飲食法，能使體重維持一定的標準，讓肥胖者毫無困難地瘦下來，所以它能同時治療肥胖所引起的疾病，一旦瘦下來之後，該健康狀態能一直保持下去。更年期障礙中，有許多症狀和成人病重疊，所以避免肥胖是針砭之道的第一個藥方。這種節食法能讓原來就瘦的人不會繼續瘦下去，保持理想的狀態，維持美麗與健康。

這種飲食法的基本內涵如下所示：

飯＋海草＋小魚＋熟蔬菜＝低卡路里料理

回歸中國人原始的飲食內涵——以米食為主食。但是這只是烹調上的原則而已，偶爾換成牛排、烤饅魚或甜飯糰也未嘗不可，視您在料理上所花費的時間與工夫而定。

「姑且不提牛排的卡路里含量問題，如果三餐都吃白米飯，不是等於吃下肥胖的凶手——糖分嗎？」

如果您有這種想法的話，首先我要為您建立一個正確的常識，修正這種似是而非的觀念。肥胖的元凶並非米飯，而是含高熱量的歐化美食或零食。這些食品除了以高蛋白、高脂肪材料烹調外，在烹調方法上歐化食品多用油炒、油炸或攪拌美乃滋、沙拉等乳製品的方式，和中國式食品單純的烤、煮、蒸、燙等烹調法相較，有風味佳、食用方便的優點，但是卻讓食用者身體內在不知不覺中堆積過多的廢物，造成肥胖、成人病、與更年期障礙的出現。

有科學根據的飲食法

當然，造成肥胖的原因，不可能只有一個，三餐不定時（一餐不吃、下一餐拼命吃，造成飲食過量），造成荷爾蒙分泌不平衡、代謝機能降低、甚至衰弱、或水分攝取過多等問題。上述問題中，只要具備二、三者，就可能形成肥胖症。

「肥胖是天生的，想減也減不下來。」

想必很多人有這種想法，事實上肥胖不會遺傳，拿我來說，我身高一五七cm體重42kg，家母卻是個典型的肥胖體型。家母特別喜歡油膩的食物，中年過後體重節節升高。身高一五〇cm體重達到80kg，八十年之間受盡成人病之苦後，以動脈硬化所造成的血栓症去逝。母親晚年按照營養師的食譜，只吃魚肉和水果，米飯等一切一般的飲食一概停止，體重依然直線上升，超過90kg，為浮腫的身軀、肩膀酸痛、腰痛所苦，最後連步行都有困難。

母親去逝後，我萬念俱灰，悲痛不已，於是著手創造健康的飲食法。結合健康與飲食的飲食生活，必須將所有關於人體的學問列入考慮，因此舉凡營養學、烹調等、食品化學、生化學、生理學，甚至荷爾蒙或內臟諸器官的功能、細胞組織的原理，及精神衛生、心理學方面的知識也是必要的。經過十六年的研究，參考美、英、法、意大利的學說，創立一套具有堅強理論基礎的，米食健康飲食法。

一週減肥法

在我的計畫裡，理想的健康體重為（身高——一〇〇）×〇・八，超過五〇％以上者為重度肥胖患者，有緊急減肥的必要，所以單日攝取熱量，應控制在基礎代謝量（即使睡覺，也必須維持心臟的活動、正常血液輸送、保持體溫與呼吸的功能，所以人體最小消費熱量為一二〇〇～一四〇〇卡）前後，三餐的飯量維持定量（有配菜時，每餐二碗亦可），菜色必須配合第一七九頁的食譜，點心或宵夜絕對禁止（牛奶、果汁、水果等也在禁食之列。）

但是，這種嚴格節食的痛苦，只須持續一週，因為在這一週之內，您的體重已經實實在在地減輕2～3 kg，這是體內代謝恢復活力的明證，代謝能力佳的人，甚至能瘦8 kg。

第二週開始，可以採用鈴木節食法，吃得好而且足量。特別需要加以說明的是減肥的方法無他，就是加強代謝的能力而已，只要體力新陳代謝的能力高，肥胖便無由發生。鈴木節食法的著眼點在於加強新陳代謝的能力，換句話說就是在於改變體質的飲食方法，所以一週以後體重依然快速下降，一旦完全改變體質之後，絕對不會再胖回去。

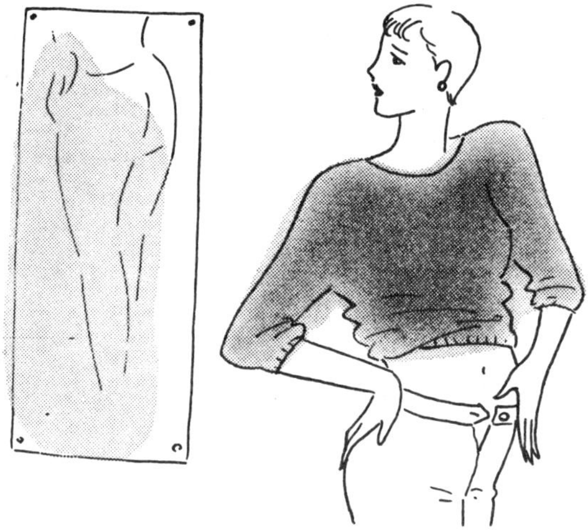

在為您介紹具體的飲食法之前，先說明第一週嚴格限制飲食的基礎食譜。前面已經說過，主食為米飯，每餐都必須遵守這個原則。

早餐：味噌湯（除海草外，加入蔬菜等配料）、海帶一片。

午餐：小魚乾和蘿蔔泥（充分攪拌）、涼拌青菜、熬海草（昆布和鹿尾菜加大豆煮爛。不加油）、食菜量要節制。

晚餐：肉（紅肉）或魚（白肉）60～80g（不加油）、熬蔬菜或涼拌青菜。

注意：料理的調味以清淡為先，經過一個禮拜後慢慢就會習慣了。米飯裡可加些芝麻（一日1～3小匙）。

以白米為主食，切忌油膩的食物

在這裡因為空間有限，無法一一為食譜的每一道菜，做詳細的科學分析，只能指出幾點基礎性的重點：

⑴三餐都吃白米飯，飯量為一餐乙碗。

⑵料理的量要節制，特別要控制動物性蛋白質的攝取量（動、植物性蛋白質一天65g以下）。

⑶油膩食物絕不沾口。要有除芝痲以外一切油質食物決不攝取的心理準備。

⑷絕對不用油作調味料（沙拉油、奶油、美乃滋、沙拉醬）。

⑸小魚一大匙（為了攝取大量的鈣質，除小魚乾之外，乾蘿蔔或鹹乾魚串等連骨頭一起吃下去。或熟小魚乾磨成粉末做沾醬。以食用小魚乾加海草補充鈣質為原則。）

⑹海草的食用量要節制，以普通量為原則。（為了攝取鈣質、無機質及纖維質。）

⑺煮熟的青菜，禁止食用生菜沙拉（會攝取過多的水分）。

⑻脫去含過多油質的魚肉、肉類的脂肪（肉類先用熱水燙過，煮魚的時間加長，鰻魚等用蒸的），海草的烹調法要十分留心（海草含豐富纖維質，能預防高脂肪所造成的代謝惡化，只是食用過量的話，有攝取過多水分之虞。）

(9)黃豆或芝麻不需經過處理（大豆含有高量的植物性蛋白質，但是不易被人體消化，所以有豆腐的發明，但是現在市面上出售的任何加工食品，都有添加化學毒素，因而採取直接食用的方式，並且由於食用量受到消化系統的自然節制，攝取的熱量會維持在一定的範圍內，它除含有蛋白質、脂肪之外，還含有豐富的亞油酸、維他命E、維他命B_1、與纖維。

(10)水分（茶）一天以4大杯為限（夏天5大杯）。味噌湯一天1杯。

(11)零食一天一個甜飯糰或紅豆年糕等單純糖分的食品為限，蛋糕、餅乾、乳製品、水果、果汁類嚴格禁食。

咖啡或紅茶只要不過量，不在限制的範圍內，但是不得摻加含乳類脂肪的牛奶或奶油，但加入少量的砂糖無妨（糖的熱量比牛奶低，是單純的熱量源，不會對內臟造成任何負擔。）

酒精類以轉變氣氛的量為限（攝取過量的水分，和攝取過量的熱量是一樣的。）

對於以上11點基礎食譜，讀者可能仍然心存疑慮無法接受。

米飯所含的糖分有什麼特色

三餐吃白米飯有什麼好處呢?這可能是所有讀者心中共通的疑問。以節食的常識來說，

「糖分是單純的熱量源，所以應當控制米飯的食用量，以食用含有維持生命力的蛋白質的食物取代。」

這種理論是錯誤的，雖然限制熱量的攝取量，能達到迅速減肥的效果，但是米飯是補充熱量的來源，並且燃燒後不會產生殘渣，禁止食用米飯的減肥法，對頭髮、皮膚或血液會造成不良影響。如果造血能力不足，會引起貧血、站起來頭發暈、缺乏耐力、容易疲勞等症狀，荷爾蒙分泌不良（生理停止）、內臟功能下降，成為成人病的元凶。

熱量的補充速度緩慢、新陳代謝無法進行，代謝的機能衰退，身體變得不再使用熱量（亦即和老化狀態一樣）。所以原本應當下降的熱量，反而堆積在皮下脂肪內，加速肥胖的進行。肥胖和成人病有很大的關聯，和更年期障礙也脫不了干係。

「攝取大量的蛋白質，也能維持體能，產生熱量。」

這種想法不能算錯，但也不十分正確，的確蛋白質1g約能產生4卡的熱量（糖分約4卡、脂肪約9卡），但是重點在於糖分和蛋白質或脂肪的燃燒方式不同。

米飯的糖分，只需消化酵素就能消化吸收，迅速地轉變成葡萄糖，換句話說米飯產生的熱量，能直接燃燒，不會對內臟形成任何負擔，此外燃燒後的殘渣可以乾淨而快速地排出體外。

然而，蛋白質或脂肪是間接熱量源，對內臟造成重大的負擔（例如必須在肝臟經過一道脫氨基的手續，因而對內臟造成負擔），並且燃燒過後的殘渣（水、碳酸瓦斯、二氧化碳）會殘留在身體內，產生不良影響，形成成人病。更糟糕的是，身體對於這種麻煩的熱量源有自動的排斥作用，影響新陳代謝的能力。

三餐吃飯的減肥法是有科學根據的，並且米飯是最理想的主食。如果這個世上只剩白米和糙米兩種食物，我會選擇糙米，因為糙米含有比白米更多的養分。但是除了飯以外我們還配菜一起吃，藉以補充白米飯中不足的養分。米在壓力鍋內煮熟的過程中，維他命B_1會大量的流失。

糙米不僅不易消化吸收，並且含有植酸美鈣。這個植酸美鈣雖有和米糠上殘留的鎘或農藥一起排出體外的優點，但是米飯中含有的鈣質也因此而流失了。

綜合上述的判斷，我建議讀者以米飯為主食。

況且大豆也含有植酸鈣鎂，雖然它會妨礙鈣質的吸收，但是把大豆當菜來吃的話，吸收量有限，不致造成鈣質的流失。

想必有人會懷疑，植物油「不是已經用亞油酸脫去膽固醇了嗎？」亞油酸的確有這種功能，但是當亞油酸進入人體之後，在變成熱能的過程中，就已經消失，而剩下的油變成和動物性脂肪一樣，使血管愈變愈窄。炒菜或涼拌沙拉裡使用的沙拉油，每一・五大匙所產生的熱量，和一人份飯量所產生的熱量（二〇〇卡）一樣，這點請讀者謹記在心。

成人一天須消耗脂肪二・五g，這個量在三餐所吃的米飯、蔬菜、蛋、魚貝類或豆類中，已經充分攝取，另外再吃一些植物油的原形——芝麻，就萬無一失了，因為芝麻不似植物油有氧化的危險，並且含有高纖維質。

高蛋白質與高脂肪對人類的危害

蛋白質和脂肪一樣會對人體造成負擔。很多人有錯誤的觀念，以為蛋白質只存在於肉類或奶油之中，事實上成人一天所需七〇g蛋白質的量，已經包含在穀類、豆類或蔬菜等食物之中。蛋白質在肝臟經過一道脫氨基的過程後，剩下的廢物二氧化碳，從腎臟排出體外，所以蛋白質攝取量愈高，身體中二氧化碳的含量愈高，對腎臟或肝臟造成重大的負擔。其它的二氧化碳混入血液中，變成尿酸，破壞荷爾蒙分泌的平衡，是老人斑、雀斑、皮膚粗糙，甚至是肥胖、痛風、更年期障礙、成人病的元凶。即使是植物，肥料澆得太多，都會枯萎，更何況是人。

但是，在這裡我必須聲明一點，上面所述理論，目的並非在禁止讀者攝取肉類或乳製品中的動物性蛋白質、或脂肪，只是希望讀者，能修正從前那種以為「食用脂肪或蛋白質能補充營養」的觀念，把米飯當成主食，而其他的養分只能做為配菜食用。

特別是有心減肥保持健康和美麗的讀者，必須將上述飲食方法的基礎原則牢記在心，控制食量，注意烹調法，嚴禁食用含高蛋白質或高脂肪的食物，但也不能聽我說海草的養分高，就只吃海草。重點在於「不偏食地少量攝取各種養分，調味以清淡為佳。」過於豐盛菜肴，和成人病或更年期障礙有很深的關聯。

攝取蛋白質的方法有三點竅門：(1)早、午餐只吃小魚乾（如小魚魚乾等）就夠了，晚餐多吃一點（因為一天之內吸收熱的熱量，到晚餐時已經燃燒得差不多了，晚餐即使多吃一點，身體也能有效的吸收保存在體內，恢復肝臟的機能，使老化的指甲、頭髮重現青春。）(2)每天更換主要蛋白質的種類（不要每天吃一樣的東西）(3)不要吃太多。

高明的維他命類營養素攝取法

維他命本身並不能產生熱量，但是能促進身體內部機能的運作，和荷爾蒙的功能一樣，

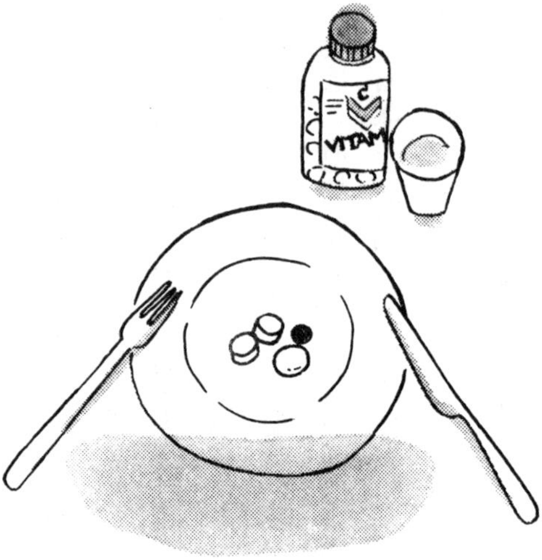

所以是一種不可或缺的養分。然而荷爾蒙能在身體內自然生成，維他命卻必須從動植物身上攝取（有些維他命可以在身體內製造）。儘管如此，各位如果以為維他命丸是養命的必須品，那就大錯特錯了。

維他命和鈣等無機質一樣，是維持生命的重要養分，但是人體對維他命的需要量極少，吃下含高量維他命的維他命丸，不僅對身體沒有幫助，並且多餘的維他命或無機質堆積在身體內，肝臟或腎臟為了將之排出體外，需要更大的工作量，反而對肝臟及腎臟造成負擔。而那些身體較弱，器官機能不足的人，因為無法將多餘的維他命等無機質排出體外，變成各種疾病（神經、肝臟或荷爾蒙的平衡遭到破壞）的根源。

那麼，應該怎麼做呢？就是不挑食地、適量地吸收各種食物中所含的營養素。當然最重要的還是為維他命製造一個容易被人體吸收的環境。

每天吸收足夠的糖質熱量（亦即以米飯為主食），促進身體各部的機能，現在用一個比較容易懂的鈣質做例子，稍做說明。

A和B兩人的飲食內容完全相同，但是A的骨骼強健，不曾骨折，指甲也很健康，而B經常骨折，指甲脆弱。看到這兩個人的比較，各位可能認為B需要更多的鈣質，事實上這種想法是錯誤的。因為對於鈣質活用能力差的B而言，無論增加多少鈣質，只會增加B的內臟負擔，所以改變體質才是要務，否則無論增加多少養分，只不過是製造了一堆無法被吸收的廢物而已。如果身體新陳代謝能力差，維他命吸收得愈多，對身體的危害愈大，這點希望各位能多加留意。

健康是永保青春的秘訣

正確的飲食內容，能提高身體內部新陳代謝的機能，掃除身體內的廢物，加強新細胞的生成能力，如此就能長保青春與健康，皮膚上不會出現皺紋、老人斑、或長出白髮。輕鬆地度過生命歷程的冬天——更年期。正確的飲食能令您神采奕奕，看起來比同齡的婦女年輕十歲或二十歲。

不自然的節食法，雖然能立刻收到成效，卻讓您的身材變成和「窗帘」一樣，腹部、腰部下垂。但是正確的飲食，能讓您在不知不覺中達到減肥的目的，並且由於體內機能正常運作，青春自然地浮現在外表上，事實上身體內部，在您看不到的身體結構裡，也展現出和外表一樣的青春氣息。

如果您還年輕，不妨從現在開始藉著正確的飲食法，為更年期提早做準備，將來朝氣蓬勃地度過更年期。

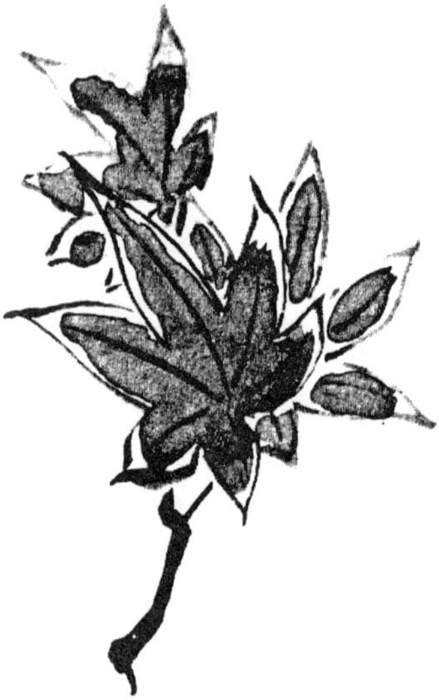

第八章 讓肌膚重返青春，讓頭髮恢復魅力

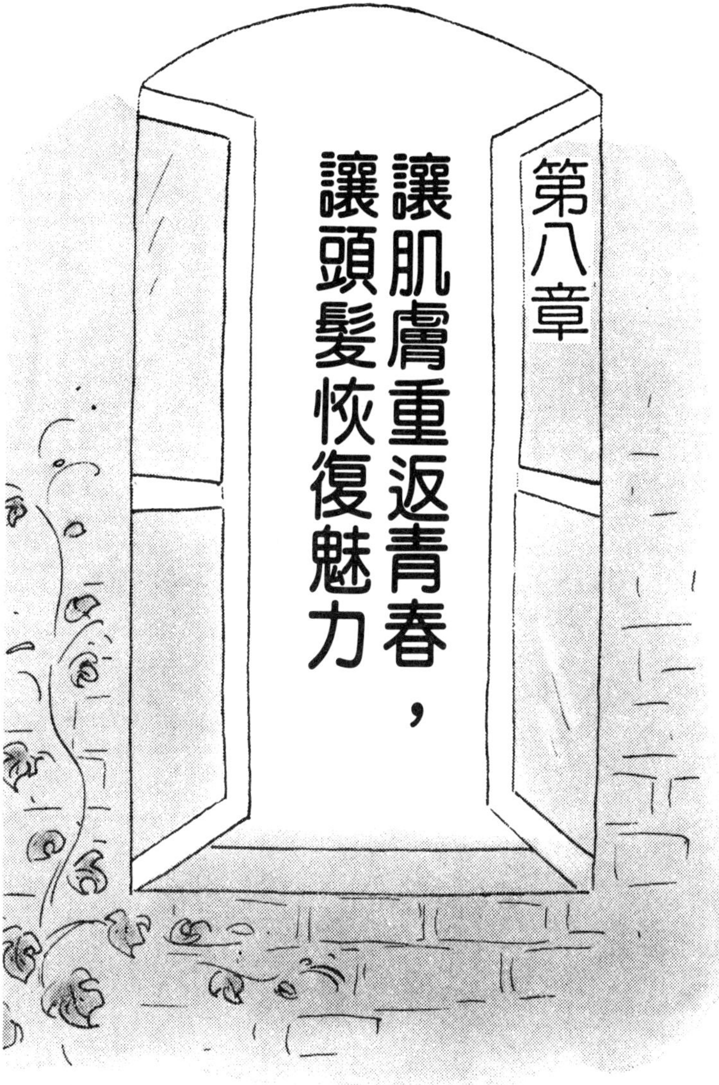

肌膚保養過，看起來就是不一樣

預防皺紋及皮膚鬆弛的洗臉、入浴法

皮膚本身會分泌一層皮脂，薄薄地覆蓋在皮膚表面上，保持皮膚的光潤，如果這層膜消失，角質層的水分很容易被蒸發，皮膚會變得粗糙、乾燥，加速皮膚的老化，使皺紋提早出現。另外不潔的皮膚也會加速皮膚老化。所以永保肌膚年輕與光澤的第一法門，就是補給表皮油脂，細心清理肌膚。

洗臉雖以清潔肌膚為目的，但也不能因此洗去過多的皮質，汚垢太多時，可以併用中性洗面乳與香皀清洗。仔細地將香皀搓得起泡後，敷在臉上清洗，再用清水徹底沖乾淨，有多汗症或顏面發熱症狀的人，每天只用冷水或溫水，多洗幾次臉，這樣既不會洗掉過多的皮脂，也可以預防乾燥，每日入浴時，讓熱氣薰在臉上，有預防皮膚鬆弛與皺紋的功效，但是用熱洗澡水洗臉的話，反而造成反效果，洗去過多的皮脂。入浴或洗臉之前，先在全身塗滿脂油，經過30分～1小時，等油脂充分滲透至表皮後再入浴，能夠讓您的皮膚恢復光滑，不論

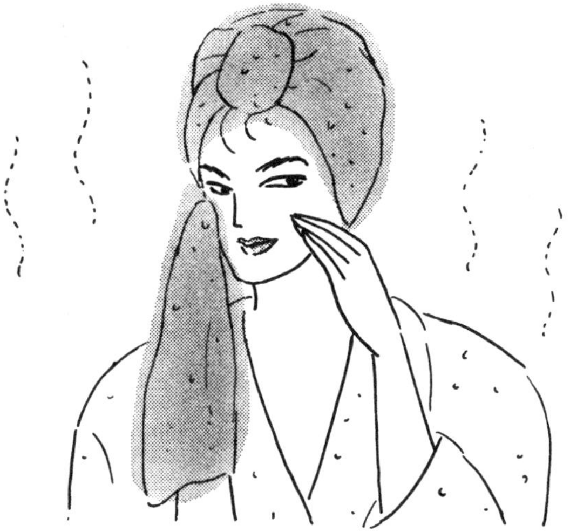

多忙，一個禮拜至少抽出一天，試著作看看，即使只做臉部、手部或手腕都值回票價。在這裡我們所謂的油脂，可以用冷霜取代，即使只是茶油或紅花油也無妨。

預防皺紋或老人斑的敷面術

用蜂蜜和牛乳做敷面霜　雖然不能像埃及豔后一樣，用牛奶洗澡，利用喝剩的牛奶做敷面霜，卻是我們能輕易辦到的。蜂蜜和牛奶攪拌後，輕輕拍打在臉上，靜待一會兒，等敷面霜乾燥後入浴，利用浴室裡的熱氣，蒸出敷面霜裡牛奶和蜂蜜的成分，等皮膚充分吸收後，肌膚變得光滑細緻，它的效果甚至比高價的化妝品好。最近市面上出售多種沐浴精或敷面劑，對於皮膚容易過敏的更年期女性而言，並不合適，儘可能使用天然的材料，敷在臉上也比較安心。

蛋白敷面霜　蛋白能有效的預防小皺紋，充分攪拌麵粉和蛋白做成敷面霜，具有古老的歷史，可以安心使用，準備起來也很方便，烹調後丢棄的蛋殼裡殘餘的一點點蛋白就夠用了。塗抹在臉上後，繼續做家事無妨，乾硬後稍待一會兒，用水洗淨便可。這種敷面劑乾燥後不會黏在皮膚上，洗起來很容易。做菜時剩下，含高糖分或水分的水果薄片，也能用來敷面。

但是有些人的皮膚，對某些特別的植物，有皮膚過敏的反應，所以對於初次使用的敷面霜，不要立刻敷在臉上，先在手腕上敷敷看，靜待一會觀察皮膚的反應，再決定是否使用。

皮膚應嚴防紫外線的照射

皮膚對於紫外線的抵抗力，最多只能持續到二二～二三歲，過了這個年齡之後，強烈的紫外線，會使皮膚喪失彈性，黑色素沈澱，產生老人斑，特別是膚色白皙的人，對紫外線的抵抗力愈弱，老人斑也比較容易出現。夏季時即使只是到附近買菜，或站在日照強烈陽台上時，應養成戴寬簷帽的習慣。遠離海邊或酷熱的游泳池，比較不容易出問題。

當您一不留神曬出黑斑時，使用去斑膏或漂白敷劑等不是平常用慣的化學藥品，塗在皮膚上反而會對皮膚造成傷害，不如服用維他命C（一日五〇〇～七〇〇㎎左右）效果更好。

但是維他命C對於長年的黑斑無法產生具體的效果，即服用大量維他命C也無法提高療效，建議您維他命的攝取量，一天不應超過一〇〇〇mg。

手掌是長年暴露在日光下的部位，年紀大了以後，在手背上長出黑斑的機率最高，並且它是身體中最明顯的部位之一。為了防止日照，可在手背上下點工夫，避免強烈的日光照射，冬天在冷水下工作時，不妨擦護霜，補充油脂。

時髦的白髮與預防落髮

有些人因為遺傳的關係，頭髮白得很早，一般而言白髮是一種老化的現象，預防起來很困難。頭髮只要經常整理，即使白髮，也會給人一種穩健的印象。

滋潤髮根的按摩法

頭髮和皮膚一樣，乾燥和污垢是頭髮的頭號敵人，乘頭髮還不是很髒的時候，用洗髮精清洗乾淨，再用油脂保持頭髮的光澤與彈性。最近市面上出售的洗髮精品質都相當不錯，但是對於乾燥、受傷的頭髮，用蛋黃洗髮，能補充營養與油脂，還你一頭烏黑亮麗的秀髮。蛋

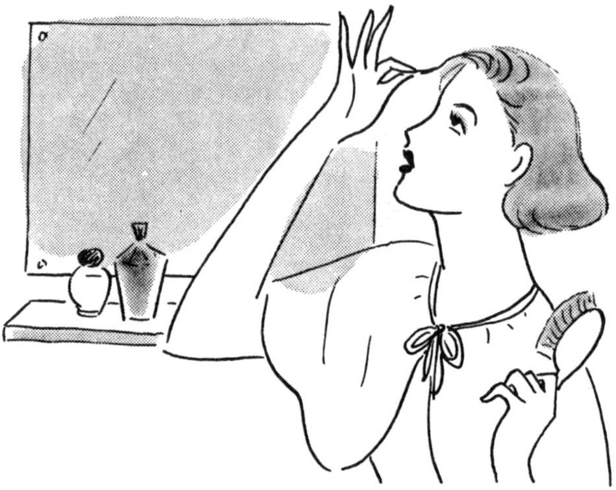

黃一個加水半杯，充分攪拌，一邊按摩頭皮一邊洗髮，完成後戴上塑膠布作的浴帽，悶五～六分鐘，再用清水沖乾淨。用蛋黃洗頭，洗後不需再潤絲或護髮，很方便。

按摩頭皮能促進血液循環，增進頭髮的生長，並且可以預防落髮。一次按摩五分鐘左右就夠了，秘訣在於每日持續不要間斷。有些人看到自己的頭髮開始一根根地掉落後，不敢再整理頭髮或洗髮，怕因此傷害髮質，這種錯誤的觀念，反而使頭髮掉得更快。

另外愛漂亮的女士要特別注意：過多的吹整，和燙髮水會使頭髮變得乾燥，使白髮、落髮提早出現。

染　髮

一頭白髮也是一種美，但是花白的頭髮卻給人不倫不類的感覺，白頭髮的數量愈來愈多，終於變成灰白色的時候，正是更年期，染髮應是大多數人的應變措施。

很多人擔心染髮劑會對頭髮及身體造成傷害，事實上除了毛囊會吸收一點之外，對人體幾乎沒有任何影響。體質上容易過敏的人，在使用前可以按照說明的指示，先做皮膚接觸試驗，但是如果頭部已經有皮膚病、受傷或潰爛的症狀，應儘量避免使用染髮水。

注意均衡的營養、減少壓力

美麗的秀髮和每天的飲食有相當的關聯，注意攝取蛋白質、無機質、與維他命類營養素，使無過與不足，保養頭髮從根本做起。

落髮或白髮對精神多少有些影響，最近臨床上出現幾個因煩惱，使頭髮一夜之間完全變白或掉光的案例。所以心情的好壞，可能和頭髮變白或落髮的速度有關，有一位女士換一種心情，不再擔心白頭髮的事，專心於工作後，竟然不再脫髮，所以放鬆心情，不要在意落髮或白髮的事，可說是治療的第一步。

老花眼鏡是打扮的重點之一

眼鏡已經成為現代女性打扮的重點之一，老花眼鏡除了實用之外，還兼具裝飾的功能，愈來愈多人擁有一副以上的眼鏡，隨時搭配服裝或髮型。實際上多戴幾副眼鏡試看看，就會發現鏡片、鏡框的形狀、顏色，會影響臉部的美醜，不僅是正面，連側面也是考慮的重點。選一副合適的眼鏡，或許您會發現，鏡中的自己，呈現新的表情。戴老花眼鏡其實是一種享受。

戴有色鏡片的眼鏡，可以遮住眼角的皺紋、黑斑、鬆弛的眼皮，反而讓您看起來更年輕。顏色太濃的鏡片，無法搭配服裝，所以在選擇時要多用點心，儘可能選擇能讓臉部看起來明豔有生氣的顏色，這樣搭配起衣服來，也比較調和。

無論多麼合適的眼鏡，長時間戴在臉上，鏡框壓迫著鼻樑，鉤著耳背，都會令人極不舒適，但是太鬆或太大的鏡框，又會壓迫雙頰，並且無法正確對焦距，使視力惡化。這些不舒服的使用狀況，可以回到當初購買這副眼鏡的眼鏡店，請師父調整。

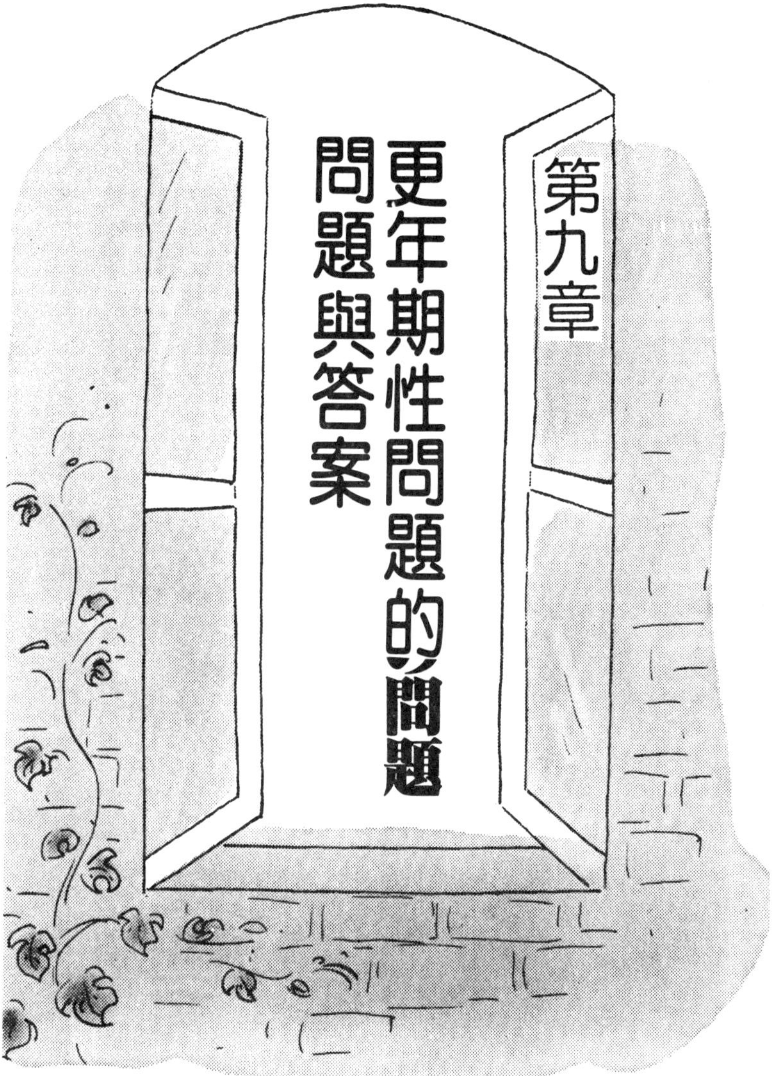
第九章
更年期性問題的問題
問題與答案

古代女性的平均壽命只有五十歲，可以說在卵巢機能最活潑的時代就結束生命，所以比較沒有老年性問題的煩惱。如今平均壽命延長，閉經之後約可再活三十年，老年人的性生活成為今後重要的課題。

在前述的問卷調查裡，提過幾乎有關性問題的煩惱，現在我們將針對其中幾個，四十五歲以上的女性最關心的問題來討論。

問——什麼時候才可以無需擔心妊娠的問題？

答——隨著卵巢的老化，妊娠率會越來越低，但是進入四十歲以後，月經週期不順暢，避孕比較困難，因此而懷孕的女性也不在少數，進入五十歲後懷孕的例子就很少了，但是並非完全不存在。例如，一個以為五十一歲就已經閉經的婦人，五十三歲時卻發現自己懷孕了，臨床還有更高齡懷孕的例子，但是這種案件畢竟少之又少。一般來說閉經之後兩年就不可能再懷孕。

問——我完全沒有性慾，這樣正常嗎？而且和丈夫之間常為此事齟齬，我該怎麼辦？

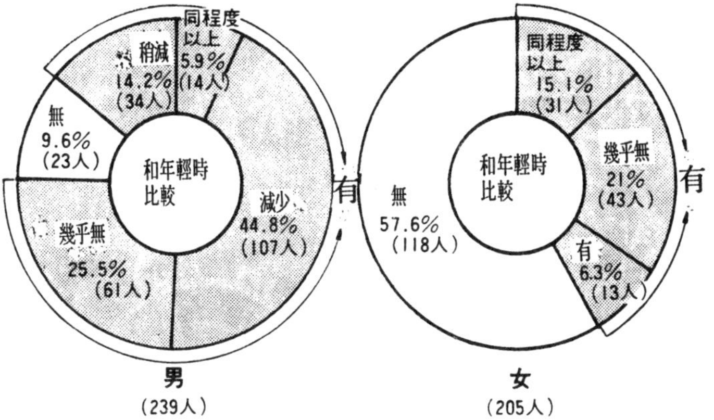

男性和女性在性慾上求變化

答──進入更年期之後許多女性希望減少性行為的次數，卻無法和丈夫溝通，如上圖所示，我國女性中，半數以上，在閉經後，性慾消失。所以即使沒有慾望也不能算是異常。另外大部分的女性，在閉經後會出現快感減少，及性交疼痛的現象；相對的，有極少部分的女性，因丈夫病弱、高齡，有慾求不滿的煩惱。

問──每次性交令我疼痛、不舒服，有辦法治療嗎？

答──有這種煩惱的人不在少數，只要在性交時，擦少許潤滑劑就能解決。

如果是萎縮性膣炎所引起的性交後出血，可以使用卵胞荷爾蒙製劑的膏藥，效果良好，建議您先和婦產科醫生討論一下。

問——聽說不和丈夫發生性關係容易老化，這是真的嗎？

答——確實會影響。聽說有些婦人，丈夫去世得早，早年開始寡居，月經因此一度停止，但是當她們交了男朋友後，停止的月經竟然再度出現。事實上，沒有性行為的人，膣的老化（萎縮）出現得較早，換句話說，適度的刺激，有助於延遲老化。

問——四十三歲的時候因為子宮肌瘤，子宮全部摘除，我擔心失去子宮後，老化會提早出現，性生活也會受到影響。

答——這種擔心是多餘的，因為子宮肌瘤所摘除的只是子宮而已，卵巢和膣不會受到任何影響。分泌荷爾蒙的是卵巢而不是子宮，所以絕對不會因此而開始老化。

同時，膣的深度維持原貌，對性交當然不會產生任何影響。

假使夫婦感情不睦，問題當是出在精神方面：丈夫因為妻子動過子宮手術，而不把妻子當女性看，同樣的，妻子也因為失去子宮，停止月經而產生自卑感。確實，子宮被摘除後，，月經會停止，但是卵巢依然週期性的分泌荷爾蒙，和沒有動過手術的人一樣。

我再強調一次，摘除子宮不等於變性，而且，從此以後妊娠的煩惱不再。能更安心的享受性生活的樂趣，讓您高高興興的迎接玫瑰色的黃昏歲月。

問——因卵巢囊腫，除殘留極小部分之外，兩側卵巢全被摘除，現在月經的量比以前少，週期混亂，我擔心更年期會提早出現，並且影響性生活。

答——卵巢裡有數十萬卵細胞，普通每個週期排出一個卵子，進入更年期之後，排卵的週期開始混亂，關於它的成因在前面已敍述過了。在這裡我要提醒您的是，的確卵巢全部被摘除，女性荷爾蒙的分泌量會立刻降低，引起全身性反應；所幸，你還殘留一部分卵巢，卵巢的功能仍然存在，所以可以不必擔心。

雖然，更年期出現的早晚，會受到殘餘卵巢功能的影響，但是，卵巢老化，並非更年期發生的惟一原因，這點在前面已經敍述過了。正常的生活、正確的飲食，能減緩全身性機能的老化，對性生活不會有任何影響。

問——閉經已經三年了，最近在性交後出現少量出血的症狀，我擔心是不是得了什麼惡疾，需要去醫院檢查嗎？

答——在沒有接受檢驗之前，無法下結論，但是以您的症狀而言，應是萎縮性腟炎（老人性腟炎），是腟萎縮老化引起腟壁出血，可以服用含女性荷爾蒙（卵胞荷爾蒙）的腟錠加以治療。

最可怕的是子宮癌的初期症狀，所以請您務必做一次症狀檢驗。這次即使是正常的，並不意味著一生都不會受到癌症的侵襲，所以每隔半年就應做一次檢驗，當中如果出現不正常出血的情形，應該再度接受檢查。臨床上有一個寡婦，重新找到第二春之後發現性交後出血的症狀，檢驗的結果顯示得癌症；因早期發現而救了一命。由這個例子來看，性生活可說是發現癌症的途徑之一。

問——我是四十五歲的家庭主婦，三十歲以後，月經越來越少，最近性交時，疼痛難當，無法回應丈夫的要求，心情變的鬱悶不安，我該怎麼辦？

答——劇烈的月經痛和性交痛，可能是子宮內膜症的症狀。其中不乏子宮肌瘤和子宮內膜症併發的例子，建議您先到婦產科接受檢查。

子宮內膜症和子宮肌瘤，與卵巢分泌的女性荷爾蒙（卵胞荷爾蒙）有密切的關聯。該症狀在閉經前不會停止，甚至有越來越痛的趨勢，可採荷爾蒙療法或手術療法。詳細內容，請參照第九十八頁。

問——我今年五十三歲，有三次生產經驗。最近，只要稍一使勁，就覺得有東西掉下來的感覺，膀胱也有失禁的現象，我擔心這樣下去會影響性生活。

答——按照您的症狀推斷，應該是膀胱或膣和子宮下垂。骨盤底部的肌肉鬆弛，或支撐子宮的韌帶拉長，子宮就會下垂，這種症狀最容易出現在有生產經驗的人身上，和體質也有關係，長期站立或負重的人，比較易罹患此疾。

治療上，可以將子宮壓定器插入膣內，但如果出現排尿困難、或壓入後立刻彈出的症狀時，應實施手術。手術的方法必須視下垂的程度而定，和丈夫是否健在也有關係。請和婦產科醫生洽商後，再做決定。

座談會

閉經對女性而言相當於第二思春期

性生活的中斷是腟萎縮的原因

林：中高年女性的最大性問題是什麼呢？

石：女性年紀愈大，對性愈缺乏信心，「閉經」是心理障礙的最主要原因。換句話說，「閉經」令女性產生「不再是女人的感覺」。

白：有很多作丈夫的到我這裡抱怨太太不願和他發生性關係，我發現這些問題大多出在「子宮被摘除，性生活無法繼續」的錯誤觀念上。

林：的確如此，摘除子宮的手術，令人產生連腟一塊摘除的錯覺，的確，為了根除子宮癌，必須摘除全部的子宮，甚至減掉一部分的腟。但是，手術後正常的性交會使腟的深度延長。

石：造成這種錯誤觀念的原因之一為小說的誤導。例如渡邊純一的小說中，有一段描述太太作了子宮癌手術後，丈夫即與酒吧老闆娘搞在一起的情節，其他如石川達三、丹羽文雄等日本作家的作品中也多有描述。男人常以「你沒有子宮怎麼算女人」作藉口在外拈花惹草。女人也有「失去子宮等於殘廢」的自卑觀念。在這種兩方都心存放棄的想法下，婚姻當然無法維持。所以，重點在於如何建立正確的觀念。

林：由於腟的萎縮問題，有人在閉經後，即使經過五、六年時間依然沒有出現萎縮的症狀，也有人在一年之內迅速萎縮。一問之下才發現，原來大多數萎縮的人已經很久沒有性交了，而有性交的人，即使經過五年、十年也不會萎縮。當腟有萎縮的症狀時，可使用軟膏，使性生活圓滑的進行。

石：從內分泌學來看，閉經期是人性腺分泌第二高峰期，所以又稱「第二思春期」，在美國，又有「人生的第二春」的說法，換句話說，「閉經後不再是女人」的觀念是錯誤的。年紀愈大性慾減弱，荷爾蒙分泌降低，但是，會一直持續到死為止，這點，男人和女人都是相同的。

卵巢分泌的荷爾蒙在二十歲～三十歲時達到高峰，然而在這個時期所分泌的荷爾蒙都和生殖有關。腦下垂體分泌的荷爾蒙不會因為年齡增高而減少，反而因為反饋作用使我進入四十歲的第二個高峰，其分泌量甚至比二十歲左右的分泌量還高。由這點來看，足以證明內分泌是不會衰老的理論。

林：的確如此，即使卵巢不再分泌荷爾蒙，副腎上腺所分泌的男性荷爾蒙，其脂肪經過組織的代謝過程，會轉變成女性荷爾蒙，使血液中女性荷爾蒙的量，在八十歲以前始終維持一定的量。

所以，人的壽命有多長，性生活就能維持多長，前述所謂八十歲，是我對壽命的推測年齡。

江：女性的性生活能持續到死。

石：但是，實際上，大多數的人在還能夠性交的時候，停止性生活。根據最新的報導顯示，亞洲最終性交年齡為九十歲。這只是一項數據，如果你不願這麼做的話。

圓滿的性生活從夫婦間的『對話』開始

江：對各懷心事的老年夫婦而言，在性生活上該注意些什麼事呢？

白：大部分性生活不協調的夫婦都很少花時間在談話上。所以夫婦同寢是很重要，睡前的談話也很重要。話題不須和性發生關係，鄰家的貓生小貓咪，或今天被科長罵，什麼都可以，天南地北的聊天，再漸漸進入性的話題。

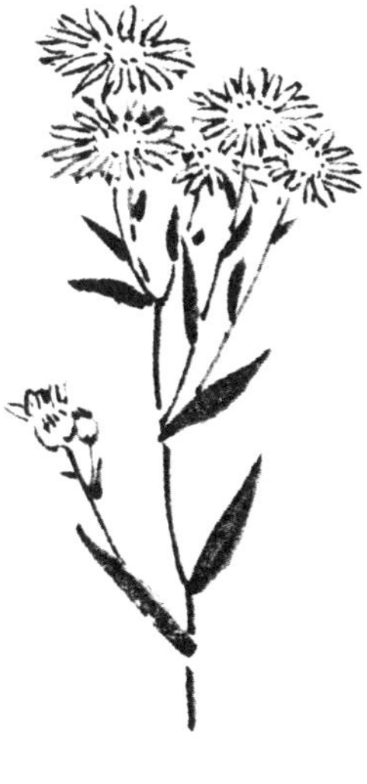

大展出版社有限公司
品冠文化出版社

圖書目錄

地址：台北市北投區(石牌)
致遠一路二段 12 巷 1 號
郵撥：01669551<大展>
19346241<品冠>

電話：(02) 28236031
28236033
28233123
傳真：(02) 28272069

·熱 門 新 知· 品冠編號 67

1.	圖解基因與 DNA	（精）	中原英臣主編	230 元
2.	圖解人體的神奇	（精）	米山公啟主編	230 元
3.	圖解腦與心的構造	（精）	永田和哉主編	230 元
4.	圖解科學的神奇	（精）	鳥海光弘主編	230 元
5.	圖解數學的神奇	（精）	柳 谷 晃著	250 元
6.	圖解基因操作	（精）	海老原充主編	230 元
7.	圖解後基因組	（精）	才園哲人著	230 元
8.	圖解再生醫療的構造與未來		才園哲人著	230 元
9.	保護身體的免疫構造		才園哲人著	230 元

·生 活 廣 場· 品冠編號 61

1.	366 天誕生星	李芳黛譯	280 元
2.	366 天誕生花與誕生石	李芳黛譯	280 元
3.	科學命相	淺野八郎著	220 元
4.	已知的他界科學	陳蒼杰譯	220 元
5.	開拓未來的他界科學	陳蒼杰譯	220 元
6.	世紀末變態心理犯罪檔案	沈永嘉譯	240 元
7.	366 天開運年鑑	林廷宇編著	230 元
8.	色彩學與你	野村順一著	230 元
9.	科學手相	淺野八郎著	230 元
10.	你也能成為戀愛高手	柯富陽編著	220 元
11.	血型與十二星座	許淑瑛編著	230 元
12.	動物測驗—人性現形	淺野八郎著	200 元
13.	愛情、幸福完全自測	淺野八郎著	200 元
14.	輕鬆攻佔女性	趙奕世編著	230 元
15.	解讀命運密碼	郭宗德著	200 元
16.	由客家了解亞洲	高木桂藏著	220 元

·女醫師系列· 品冠編號 62

1.	子宮內膜症	國府田清子著	200 元
2.	子宮肌瘤	黑島淳子著	200 元

3.	上班女性的壓力症候群	池下育子著	200 元
4.	漏尿、尿失禁	中田真木著	200 元
5.	高齡生產	大鷹美子著	200 元
6.	子宮癌	上坊敏子著	200 元
7.	避孕	早乙女智子著	200 元
8.	不孕症	中村春根著	200 元
9.	生理痛與生理不順	堀口雅子著	200 元
10.	更年期	野末悅子著	200 元

・傳統民俗療法・品冠編號 63

1.	神奇刀療法	潘文雄著	200 元
2.	神奇拍打療法	安在峰著	200 元
3.	神奇拔罐療法	安在峰著	200 元
4.	神奇艾灸療法	安在峰著	200 元
5.	神奇貼敷療法	安在峰著	200 元
6.	神奇薰洗療法	安在峰著	200 元
7.	神奇耳穴療法	安在峰著	200 元
8.	神奇指針療法	安在峰著	200 元
9.	神奇藥酒療法	安在峰著	200 元
10.	神奇藥茶療法	安在峰著	200 元
11.	神奇推拿療法	張貴荷著	200 元
12.	神奇止痛療法	漆 浩 著	200 元
13.	神奇天然藥食物療法	李琳編著	200 元

・常見病藥膳調養叢書・品冠編號 631

1.	脂肪肝四季飲食	蕭守貴著	200 元
2.	高血壓四季飲食	秦玖剛著	200 元
3.	慢性腎炎四季飲食	魏從強著	200 元
4.	高脂血症四季飲食	薛輝著	200 元
5.	慢性胃炎四季飲食	馬秉祥著	200 元
6.	糖尿病四季飲食	王耀獻著	200 元
7.	癌症四季飲食	李忠著	200 元
8.	痛風四季飲食	魯焰主編	200 元
9.	肝炎四季飲食	王虹等著	200 元
10.	肥胖症四季飲食	李偉等著	200 元
11.	膽囊炎、膽石症四季飲食	謝春娥著	200 元

・彩色圖解保健・品冠編號 64

1.	瘦身	主婦之友社	300 元
2.	腰痛	主婦之友社	300 元
3.	肩膀痠痛	主婦之友社	300 元

4. 腰、膝、腳的疼痛　主婦之友社　300元
5. 壓力、精神疲勞　主婦之友社　300元
6. 眼睛疲勞、視力減退　主婦之友社　300元

・心 想 事 成・品冠編號 65

1. 魔法愛情點心　結城莫拉著　120元
2. 可愛手工飾品　結城莫拉著　120元
3. 可愛打扮 & 髮型　結城莫拉著　120元
4. 撲克牌算命　結城莫拉著　120元

・少 年 偵 探・品冠編號 66

1. 怪盜二十面相	(精)	江戶川亂步著	特價 189元
2. 少年偵探團	(精)	江戶川亂步著	特價 189元
3. 妖怪博士	(精)	江戶川亂步著	特價 189元
4. 大金塊	(精)	江戶川亂步著	特價 230元
5. 青銅魔人	(精)	江戶川亂步著	特價 230元
6. 地底魔術王	(精)	江戶川亂步著	特價 230元
7. 透明怪人	(精)	江戶川亂步著	特價 230元
8. 怪人四十面相	(精)	江戶川亂步著	特價 230元
9. 宇宙怪人	(精)	江戶川亂步著	特價 230元
10. 恐怖的鐵塔王國	(精)	江戶川亂步著	特價 230元
11. 灰色巨人	(精)	江戶川亂步著	特價 230元
12. 海底魔術師	(精)	江戶川亂步著	特價 230元
13. 黃金豹	(精)	江戶川亂步著	特價 230元
14. 魔法博士	(精)	江戶川亂步著	特價 230元
15. 馬戲怪人	(精)	江戶川亂步著	特價 230元
16. 魔人銅鑼	(精)	江戶川亂步著	特價 230元
17. 魔法人偶	(精)	江戶川亂步著	特價 230元
18. 奇面城的秘密	(精)	江戶川亂步著	特價 230元
19. 夜光人	(精)	江戶川亂步著	特價 230元
20. 塔上的魔術師	(精)	江戶川亂步著	特價 230元
21. 鐵人Q	(精)	江戶川亂步著	特價 230元
22. 假面恐怖王	(精)	江戶川亂步著	特價 230元
23. 電人M	(精)	江戶川亂步著	特價 230元
24. 二十面相的詛咒	(精)	江戶川亂步著	特價 230元
25. 飛天二十面相	(精)	江戶川亂步著	特價 230元
26. 黃金怪獸	(精)	江戶川亂步著	特價 230元

・武 術 特 輯・大展編號 10

1. 陳式太極拳入門　馮志強編著　180元
2. 武式太極拳　郝少如編著　200元

3. 中國跆拳道實戰 100 例	岳維傳著	220 元
4. 教門長拳	蕭京凌編著	150 元
5. 跆拳道	蕭京凌編譯	180 元
6. 正傳合氣道	程曉鈴譯	200 元
8. 格鬥空手道	鄭旭旭編著	200 元
9. 實用跆拳道	陳國榮編著	200 元
10. 武術初學指南	李文英、解守德編著	250 元
11. 泰國拳	陳國榮著	180 元
12. 中國式摔跤	黃　斌編著	180 元
13. 太極劍入門	李德印編著	180 元
14. 太極拳運動	運動司編	250 元
15. 太極拳譜	清・王宗岳等著	280 元
16. 散手初學	冷　峰編著	200 元
17. 南拳	朱瑞琪編著	180 元
18. 吳式太極劍	王培生著	200 元
19. 太極拳健身與技擊	王培生著	250 元
20. 秘傳武當八卦掌	狄兆龍著	250 元
21. 太極拳論譚	沈　壽著	250 元
22. 陳式太極拳技擊法	馬　虹著	250 元
23. 二十四式 三十二式 太極 拳 劍	闞桂香著	180 元
24. 楊式秘傳 129 式太極長拳	張楚全著	280 元
25. 楊式太極拳架詳解	林炳堯著	280 元
26. 華佗五禽劍	劉時榮著	180 元
27. 太極拳基礎講座：基本功與簡化 24 式	李德印著	250 元
28. 武式太極拳精華	薛乃印著	200 元
29. 陳式太極拳拳理闡微	馬　虹著	350 元
30. 陳式太極拳體用全書	馬　虹著	400 元
31. 張三豐太極拳	陳占奎著	200 元
32. 中國太極推手	張　山主編	300 元
33. 48 式太極拳入門	門惠豐編著	220 元
34. 太極拳奇人奇功	嚴翰秀編著	250 元
35. 心意門秘籍	李新民編著	220 元
36. 三才門乾坤戊己功	王培生編著	220 元
37. 武式太極劍精華＋VCD	薛乃印編著	350 元
38. 楊式太極拳	傅鐘文演述	200 元
39. 陳式太極拳、劍 36 式	闞桂香編著	250 元
40. 正宗武式太極拳	薛乃印著	220 元
41. 杜元化＜太極拳正宗＞考析	王海洲等著	300 元
42. ＜珍貴版＞陳式太極拳	沈家楨著	280 元
43. 24 式太極拳＋VCD	中國國家體育總局著	350 元
44. 太極推手絕技	安在峰編著	250 元
45. 孫祿堂武學錄	孫祿堂著	300 元
46. ＜珍貴本＞陳式太極拳精選	馮志強著	280 元
47. 武當趙堡太極拳小架	鄭悟清傳授	250 元

48. 太極拳習練知識問答	邱丕相主編	220 元
49. 八法拳 八法槍	武世俊著	220 元
50. 地趟拳＋VCD	張憲政著	350 元
51. 四十八式太極拳＋VCD	楊 靜演示	400 元
52. 三十二式太極劍＋VCD	楊 靜演示	300 元
53. 隨曲就伸 中國太極拳名家對話錄	余功保著	300 元
54. 陳式太極拳五功八法十三勢	闞桂香著	200 元
55. 六合螳螂拳	劉敬儒等著	280 元
56. 古本新探華佗五禽戲	劉時榮編著	180 元
57. 陳式太極拳養生功＋VCD	陳正雷著	350 元
58. 中國循經太極拳二十四式教程	李兆生著	300 元
59. ＜珍貴本＞太極拳研究	唐豪・顧留馨著	250 元
60. 武當三豐太極拳	劉嗣傳著	300 元
61. 楊式太極拳體用圖解	崔仲三編著	400 元
62. 太極十三刀	張耀忠編著	230 元
63. 和式太極拳譜＋VCD	和有祿編著	450 元
64. 太極內功養生術	關永年著	300 元
65. 養生太極推手	黃康輝編著	280 元
66. 太極推手祕傳	安在峰編著	300 元
67. 楊少侯太極拳用架真詮	李璉編著	280 元
68. 細說陰陽相濟的太極拳	林冠澄著	350 元
69. 太極內功解祕	祝大彤編著	280 元

・彩色圖解太極武術・大展編號 102

1. 太極功夫扇	李德印編著	220 元
2. 武當太極劍	李德印編著	220 元
3. 楊式太極劍	李德印編著	220 元
4. 楊式太極刀	王志遠著	220 元
5. 二十四式太極拳（楊式）＋VCD	李德印編著	350 元
6. 三十二式太極劍（楊式）＋VCD	李德印編著	350 元
7. 四十二式太極劍＋VCD	李德印編著	350 元
8. 四十二式太極拳＋VCD	李德印編著	350 元
9. 16 式太極拳 18 式太極劍＋VCD	崔仲三著	350 元
10. 楊氏 28 式太極拳＋VCD	趙幼斌著	350 元
11. 楊式太極拳 40 式＋VCD	宗維潔編著	350 元
12. 陳式太極拳 56 式＋VCD	黃康輝等著	350 元
13. 吳式太極拳 45 式＋VCD	宗維潔編著	350 元
14. 精簡陳式太極拳 8 式、16 式	黃康輝編著	220 元
15. 精簡吳式太極拳<36 式拳架・推手>	柳恩久主編	220 元
16. 夕陽美功夫扇	李德印著	220 元
17. 綜合 48 式太極拳＋VCD	竺玉明編著	350 元
18. 32 式太極拳（四段）	宗維潔演示	220 元

・國際武術競賽套路・大展編號 103

1.	長拳	李巧玲執筆	220 元
2.	劍術	程慧琨執筆	220 元
3.	刀術	劉同為執筆	220 元
4.	槍術	張躍寧執筆	220 元
5.	棍術	殷玉柱執筆	220 元

・簡化太極拳・大展編號 104

1.	陳式太極拳十三式	陳正雷編著	200 元
2.	楊式太極拳十三式	楊振鐸編著	200 元
3.	吳式太極拳十三式	李秉慈編著	200 元
4.	武式太極拳十三式	喬松茂編著	200 元
5.	孫式太極拳十三式	孫劍雲編著	200 元
6.	趙堡太極拳十三式	王海洲編著	200 元

・導引養生功・大展編號 105

1.	疏筋壯骨功＋VCD	張廣德著	350 元
2.	導引保建功＋VCD	張廣德著	350 元
3.	頤身九段錦＋VCD	張廣德著	350 元
4.	九九還童功＋VCD	張廣德著	350 元
5.	舒心平血功＋VCD	張廣德著	350 元
6.	益氣養肺功＋VCD	張廣德著	350 元
7.	養生太極扇＋VCD	張廣德著	350 元
8.	養生太極棒＋VCD	張廣德著	350 元
9.	導引養生形體詩韻＋VCD	張廣德著	350 元
10.	四十九式經絡動功＋VCD	張廣德著	350 元

・中國當代太極拳名家名著・大展編號 106

1.	李德印太極拳規範教程	李德印著	550 元
2.	王培生吳式太極拳詮真	王培生著	500 元
3.	喬松茂武式太極拳詮真	喬松茂著	450 元
4.	孫劍雲孫式太極拳詮真	孫劍雲著	350 元
5.	王海洲趙堡太極拳詮真	王海洲著	500 元
6.	鄭琛太極拳道詮真	鄭琛著	450 元

・古代健身功法・大展編號 107

1.	練功十八法	蕭凌編著	200 元
2.	十段錦運動	劉時榮編著	180 元

3. 二十八式長壽健身操　劉時榮著　180 元
4. 簡易太極拳健身功　王建華著　200 元

・名師出高徒・大展編號 111

1. 武術基本功與基本動作　劉玉萍編著　200 元
2. 長拳入門與精進　吳彬等著　220 元
3. 劍術刀術入門與精進　楊柏龍等著　220 元
4. 棍術、槍術入門與精進　邱丕相編著　220 元
5. 南拳入門與精進　朱瑞琪編著　220 元
6. 散手入門與精進　張山等著　220 元
7. 太極拳入門與精進　李德印編著　280 元
8. 太極推手入門與精進　田金龍編著　220 元

・實用武術技擊・大展編號 112

1. 實用自衛拳法　溫佐惠著　250 元
2. 搏擊術精選　陳清山等著　220 元
3. 秘傳防身絕技　程崑彬著　230 元
4. 振藩截拳道入門　陳琦平著　220 元
5. 實用擒拿法　韓建中著　220 元
6. 擒拿反擒拿 88 法　韓建中著　250 元
7. 武當秘門技擊術入門篇　高翔著　250 元
8. 武當秘門技擊術絕技篇　高翔著　250 元
9. 太極拳實用技擊法　武世俊著　220 元
10. 奪凶器基本技法　韓建中著　220 元

・中國武術規定套路・大展編號 113

1. 螳螂拳　中國武術系列　300 元
2. 劈掛拳　規定套路編寫組　300 元
3. 八極拳　國家體育總局　250 元
4. 木蘭拳　國家體育總局　230 元

・中華傳統武術・大展編號 114

1. 中華古今兵械圖考　裴錫榮主編　280 元
2. 武當劍　陳湘陵編著　200 元
3. 梁派八卦掌（老八掌）　李子鳴遺著　220 元
4. 少林 72 藝與武當 36 功　裴錫榮主編　230 元
5. 三十六把擒拿　佐藤金兵衛主編　200 元
6. 武當太極拳與盤手 20 法　裴錫榮主編　220 元

・少林功夫・大展編號 115

1.	少林打擂秘訣	德虔、素法編著	300 元
2.	少林三大名拳 炮拳、大洪拳、六合拳	門惠豐等著	200 元
3.	少林三絕 氣功、點穴、擒拿	德虔編著	300 元
4.	少林怪兵器秘傳	素法等著	250 元
5.	少林護身暗器秘傳	素法等著	220 元
6.	少林金剛硬氣功	楊維編著	250 元
7.	少林棍法大全	德虔、素法編著	250 元
8.	少林看家拳	德虔、素法編著	250 元
9.	少林正宗七十二藝	德虔、素法編著	280 元
10.	少林瘋魔棍闡宗	馬德著	250 元
11.	少林正宗太祖拳法	高翔著	280 元
12.	少林拳技擊入門	劉世君編著	220 元
13.	少林十路鎮山拳	吳景川主編	300 元
14.	少林氣功秘集	釋德虔編著	220 元
15.	少林十大武藝	吳景川主編	450 元

・迷蹤拳系列・大展編號 116

1.	迷蹤拳（一）+VCD	李玉川編著	350 元
2.	迷蹤拳（二）+VCD	李玉川編著	350 元
3.	迷蹤拳（三）	李玉川編著	250 元
4.	迷蹤拳（四）+VCD	李玉川編著	580 元
5.	迷蹤拳（五）	李玉川編著	250 元

・原地太極拳系列・大展編號 11

1.	原地綜合太極拳 24 式	胡啟賢創編	220 元
2.	原地活步太極拳 42 式	胡啟賢創編	200 元
3.	原地簡化太極拳 24 式	胡啟賢創編	200 元
4.	原地太極拳 12 式	胡啟賢創編	200 元
5.	原地青少年太極拳 22 式	胡啟賢創編	220 元

・道學文化・大展編號 12

1.	道在養生：道教長壽術	郝勤等著	250 元
2.	龍虎丹道：道教內丹術	郝勤著	300 元
3.	天上人間：道教神仙譜系	黃德海著	250 元
4.	步罡踏斗：道教祭禮儀典	張澤洪著	250 元
5.	道醫窺秘：道教醫學康復術	王慶餘等著	250 元
6.	勸善成仙：道教生命倫理	李剛著	250 元
7.	洞天福地：道教宮觀勝境	沙銘壽著	250 元
8.	青詞碧簫：道教文學藝術	楊光文等著	250 元

9. 沈博絕麗：道教格言精粹　朱耕發等著　250 元

・易學智慧・大展編號 122

1. 易學與管理　余敦康主編　250 元
2. 易學與養生　劉長林等著　300 元
3. 易學與美學　劉綱紀等著　300 元
4. 易學與科技　董光壁著　280 元
5. 易學與建築　韓增祿著　280 元
6. 易學源流　鄭萬耕著　280 元
7. 易學的思維　傅雲龍等著　250 元
8. 周易與易圖　李申著　250 元
9. 中國佛教與周易　王仲堯著　350 元
10. 易學與儒學　任俊華著　350 元
11. 易學與道教符號揭秘　詹石窗著　350 元
12. 易傳通論　王博著　250 元
13. 談古論今說周易　龐鈺龍著　280 元
14. 易學與史學　吳懷祺著　230 元
15. 易學與天文　盧央著　230 元
16. 易學與生態環境　楊文衡著　230 元
17. 易學與中國傳統醫學　蕭漢民著　280 元

・神算大師・大展編號 123

1. 劉伯溫神算兵法　應涵編著　280 元
2. 姜太公神算兵法　應涵編著　280 元
3. 鬼谷子神算兵法　應涵編著　280 元
4. 諸葛亮神算兵法　應涵編著　280 元

・鑑往知來・大展編號 124

1. 《三國志》給現代人的啟示　陳羲主編　220 元
2. 《史記》給現代人的啟示　陳羲主編　220 元
3. 《論語》給現代人的啟示　陳羲主編　220 元

・秘傳占卜系列・大展編號 14

1. 手相術　淺野八郎著　180 元
2. 人相術　淺野八郎著　180 元
3. 西洋占星術　淺野八郎著　180 元
4. 中國神奇占卜　淺野八郎著　150 元
5. 夢判斷　淺野八郎著　150 元
7. 法國式血型學　淺野八郎著　150 元
8. 靈感、符咒學　淺野八郎著　150 元

9. 紙牌占卜術	淺野八郎著	150 元
10. ESP 超能力占卜	淺野八郎著	150 元
11. 猶太數的秘術	淺野八郎著	150 元
13. 塔羅牌預言秘法	淺野八郎著	200 元

・趣味心理講座・大展編號 15

1. 性格測驗（1） 探索男與女	淺野八郎著	140 元
2. 性格測驗（2） 透視人心奧秘	淺野八郎著	140 元
3. 性格測驗（3） 發現陌生的自己	淺野八郎著	140 元
4. 性格測驗（4） 發現你的真面目	淺野八郎著	140 元
5. 性格測驗（5） 讓你們吃驚	淺野八郎著	140 元
6. 性格測驗（6） 洞穿心理盲點	淺野八郎著	140 元
7. 性格測驗（7） 探索對方心理	淺野八郎著	140 元
8. 性格測驗（8） 由吃認識自己	淺野八郎著	160 元
9. 性格測驗（9） 戀愛知多少	淺野八郎著	160 元
10. 性格測驗（10）由裝扮瞭解人心	淺野八郎著	160 元
11. 性格測驗（11）敲開內心玄機	淺野八郎著	140 元
12. 性格測驗（12）透視你的未來	淺野八郎著	160 元
13. 血型與你的一生	淺野八郎著	160 元
14. 趣味推理遊戲	淺野八郎著	160 元
15. 行為語言解析	淺野八郎著	160 元

・婦 幼 天 地・大展編號 16

1. 八萬人減肥成果	黃靜香譯	180 元
2. 三分鐘減肥體操	楊鴻儒譯	150 元
3. 窈窕淑女美髮秘訣	柯素娥譯	130 元
4. 使妳更迷人	成 玉譯	130 元
5. 女性的更年期	官舒妍編譯	160 元
6. 胎內育兒法	李玉瓊編譯	150 元
7. 早產兒袋鼠式護理	唐岱蘭譯	200 元
9. 初次育兒 12 個月	婦幼天地編譯組	180 元
10. 斷乳食與幼兒食	婦幼天地編譯組	180 元
11. 培養幼兒能力與性向	婦幼天地編譯組	180 元
12. 培養幼兒創造力的玩具與遊戲	婦幼天地編譯組	180 元
13. 幼兒的症狀與疾病	婦幼天地編譯組	180 元
14. 腿部苗條健美法	婦幼天地編譯組	180 元
15. 女性腰痛別忽視	婦幼天地編譯組	150 元
16. 舒展身心體操術	李玉瓊編譯	130 元
17. 三分鐘臉部體操	趙薇妮著	160 元
18. 生動的笑容表情術	趙薇妮著	160 元
19. 心曠神怡減肥法	川津祐介著	130 元
20. 內衣使妳更美麗	陳玄茹譯	130 元

21. 瑜伽美姿美容	黃靜香編著	180 元
22. 高雅女性裝扮學	陳珮玲譯	180 元
23. 蠶糞肌膚美顏法	梨秀子著	160 元
24. 認識妳的身體	李玉瓊譯	160 元
25. 產後恢復苗條體態	居理安・芙萊喬著	200 元
26. 正確護髮美容法	山崎伊久江著	180 元
27. 安琪拉美姿養生學	安琪拉蘭斯博瑞著	180 元
28. 女體性醫學剖析	增田豐著	220 元
29. 懷孕與生產剖析	岡部綾子著	180 元
30. 斷奶後的健康育兒	東城百合子著	220 元
31. 引出孩子幹勁的責罵藝術	多湖輝著	170 元
32. 培養孩子獨立的藝術	多湖輝著	170 元
33. 子宮肌瘤與卵巢囊腫	陳秀琳編著	180 元
34. 下半身減肥法	納他夏・史達賓著	180 元
35. 女性自然美容法	吳雅菁編著	180 元
36. 再也不發胖	池園悅太郎著	170 元
37. 生男生女控制術	中垣勝裕著	220 元
38. 使妳的肌膚更亮麗	楊　皓編著	170 元
39. 臉部輪廓變美	芝崎義夫著	180 元
40. 斑點、皺紋自己治療	高須克彌著	180 元
41. 面皰自己治療	伊藤雄康著	180 元
42. 隨心所欲瘦身冥想法	原久子著	180 元
43. 胎兒革命	鈴木丈織著	180 元
44. NS 磁氣平衡法塑造窈窕奇蹟	古屋和江著	180 元
45. 享瘦從腳開始	山田陽子著	180 元
46. 小改變瘦 4 公斤	宮本裕子著	180 元
47. 軟管減肥瘦身	高橋輝男著	180 元
48. 海藻精神秘美容法	劉名揚編著	180 元
49. 肌膚保養與脫毛	鈴木真理著	180 元
50. 10 天減肥 3 公斤	彤雲編輯組	180 元
51. 穿出自己的品味	西村玲子著	280 元
52. 小孩髮型設計	李芳黛譯	250 元

・青　春　天　地・大展編號 17

1. A 血型與星座	柯素娥編譯	160 元
2. B 血型與星座	柯素娥編譯	160 元
3. O 血型與星座	柯素娥編譯	160 元
4. AB 血型與星座	柯素娥編譯	120 元
5. 青春期性教室	呂貴嵐編譯	130 元
9. 小論文寫作秘訣	林顯茂編譯	120 元
11. 中學生野外遊戲	熊谷康編著	120 元
12. 恐怖極短篇	柯素娥編譯	130 元
13. 恐怖夜話	小毛驢編譯	130 元

14. 恐怖幽默短篇	小毛驢編譯	120 元
15. 黑色幽默短篇	小毛驢編譯	120 元
16. 靈異怪談	小毛驢編譯	130 元
17. 錯覺遊戲	小毛驢編著	130 元
18. 整人遊戲	小毛驢編著	150 元
19. 有趣的超常識	柯素娥編譯	130 元
20. 哦！原來如此	林慶旺編譯	130 元
21. 趣味競賽 100 種	劉名揚編譯	120 元
22. 數學謎題入門	宋釗宜編譯	150 元
23. 數學謎題解析	宋釗宜編譯	150 元
24. 透視男女心理	林慶旺編譯	120 元
25. 少女情懷的自白	李桂蘭編譯	120 元
26. 由兄弟姊妹看命運	李玉瓊編譯	130 元
27. 趣味的科學魔術	林慶旺編譯	150 元
28. 趣味的心理實驗室	李燕玲編譯	150 元
29. 愛與性心理測驗	小毛驢編譯	130 元
30. 刑案推理解謎	小毛驢編譯	180 元
31. 偵探常識推理	小毛驢編譯	180 元
32. 偵探常識解謎	小毛驢編譯	130 元
33. 偵探推理遊戲	小毛驢編譯	180 元
34. 趣味的超魔術	廖玉山編著	150 元
35. 趣味的珍奇發明	柯素娥編著	150 元
36. 登山用具與技巧	陳瑞菊編著	150 元
37. 性的漫談	蘇燕謀編著	180 元
38. 無的漫談	蘇燕謀編著	180 元
39. 黑色漫談	蘇燕謀編著	180 元
40. 白色漫談	蘇燕謀編著	180 元

・健 康 天 地・大展編號 18

1. 壓力的預防與治療	柯素娥編譯	130 元
2. 超科學氣的魔力	柯素娥編譯	130 元
3. 尿療法治病的神奇	中尾良一著	130 元
4. 鐵證如山的尿療法奇蹟	廖玉山譯	120 元
5. 一日斷食健康法	葉慈容編譯	150 元
6. 胃部強健法	陳炳崑譯	120 元
7. 癌症早期檢查法	廖松濤譯	160 元
8. 老人痴呆症防止法	柯素娥編譯	170 元
9. 松葉汁健康飲料	陳麗芬編譯	150 元
10. 揉肚臍健康法	永井秋夫著	150 元
11. 過勞死、猝死的預防	卓秀貞編譯	130 元
12. 高血壓治療與飲食	藤山順豐著	180 元
13. 老人看護指南	柯素娥編譯	150 元
14. 美容外科淺談	楊啟宏著	150 元

15. 美容外科新境界	楊啟宏著	150元
16. 鹽是天然的醫生	西英司郎著	140元
17. 年輕十歲不是夢	梁瑞麟譯	200元
18. 茶料理治百病	桑野和民著	180元
20. 杜仲茶養顏減肥法	西田博著	170元
21. 蜂膠驚人療效	瀨長良三郎著	180元
22. 蜂膠治百病	瀨長良三郎著	180元
23. 醫藥與生活	鄭炳全著	180元
24. 鈣長生寶典	落合敏著	180元
25. 大蒜長生寶典	木下繁太郎著	160元
26. 居家自我健康檢查	石川恭三著	160元
27. 永恆的健康人生	李秀鈴譯	200元
28. 大豆卵磷脂長生寶典	劉雪卿譯	150元
29. 芳香療法	梁艾琳譯	160元
30. 醋長生寶典	柯素娥譯	180元
31. 從星座透視健康	席拉・吉蒂斯著	180元
32. 愉悅自在保健學	野本二士夫著	160元
33. 裸睡健康法	丸山淳士等著	160元
35. 維他命長生寶典	菅原明子著	180元
36. 維他命C新效果	鐘文訓編	150元
37. 手、腳病理按摩	堤芳朗著	160元
38. AIDS瞭解與預防	彼得塔歇爾著	180元
39. 甲殼質殼聚糖健康法	沈永嘉譯	160元
40. 神經痛預防與治療	木下真男著	160元
41. 室內身體鍛鍊法	陳炳崑編著	160元
42. 吃出健康藥膳	劉大器編著	180元
43. 自我指壓術	蘇燕謀編著	160元
44. 紅蘿蔔汁斷食療法	李玉瓊編著	150元
45. 洗心術健康秘法	竺翠萍編譯	170元
46. 枇杷葉健康療法	柯素娥編譯	180元
47. 抗衰血癒	楊啟宏著	180元
48. 與癌搏鬥記	逸見政孝著	180元
49. 冬蟲夏草長生寶典	高橋義博著	170元
50. 痔瘡・大腸疾病先端療法	宮島伸宜著	180元
51. 膠布治癒頑固慢性病	加瀨建造著	180元
52. 芝麻神奇健康法	小林貞作著	170元
53. 香煙能防止癡呆？	高田明和著	180元
54. 穀菜食治癌療法	佐藤成志著	180元
55. 貼藥健康法	松原英多著	180元
56. 克服癌症調和道呼吸法	帶津良一著	180元
58. 青春永駐養生導引術	早島正雄著	180元
59. 改變呼吸法創造健康	原久子著	180元
60. 荷爾蒙平衡養生秘訣	出村博著	180元
61. 水美肌健康法	井戶勝富著	170元

62. 認識食物掌握健康	廖梅珠編著	170 元
64. 酸莖菌驚人療效	上田明彥著	180 元
65. 大豆卵磷脂治現代病	神津健一著	200 元
66. 時辰療法—危險時刻凌晨 4 時	呂建強等著	180 元
67. 自然治癒力提升法	帶津良一著	180 元
68. 巧妙的氣保健法	藤平墨子著	180 元
69. 治癒 C 型肝炎	熊田博光著	180 元
70. 肝臟病預防與治療	劉名揚編著	180 元
71. 腰痛平衡療法	荒井政信著	180 元
72. 根治多汗症、狐臭	稻葉益巳著	220 元
73. 40 歲以後的骨質疏鬆症	沈永嘉譯	180 元
74. 認識中藥	松下一成著	180 元
75. 認識氣的科學	佐佐木茂美著	180 元
76. 我戰勝了癌症	安田伸著	180 元
77. 斑點是身心的危險信號	中野進著	180 元
78. 艾波拉病毒大震撼	玉川重德著	180 元
79. 重新還我黑髮	桑名隆一郎著	180 元
80. 身體節律與健康	林博史著	180 元
81. 生薑治萬病	石原結實著	180 元
83. 木炭驚人的威力	大槻彰著	200 元
84. 認識活性氧	井土貴司著	180 元
85. 深海鮫治百病	廖玉山編著	180 元
86. 神奇的蜂王乳	井上丹治著	180 元
87. 卡拉 OK 健腦法	東潔著	180 元
88. 卡拉 OK 健康法	福田伴男著	180 元
89. 醫藥與生活（二）	鄭炳全著	200 元
91. 年輕 10 歲快步健康法	石塚忠雄著	180 元
92. 石榴的驚人神效	岡本順子著	180 元
93. 飲料健康法	白鳥早奈英著	180 元
94. 健康棒體操	劉名揚編譯	180 元
95. 催眠健康法	蕭京凌編著	180 元
96. 鬱金（美王）治百病	水野修一著	180 元
97. 醫藥與生活（三）	鄭炳全著	200 元

・實用女性學講座・大展編號 19

1. 解讀女性內心世界	島田一男著	150 元
2. 塑造成熟的女性	島田一男著	150 元
3. 女性整體裝扮學	黃靜香編著	180 元
4. 女性應對禮儀	黃靜香編著	180 元
5. 女性婚前必修	小野十傳著	200 元
6. 徹底瞭解女人	田口二州著	180 元
7. 拆穿女性謊言 88 招	島田一男著	200 元
8. 解讀女人心	島田一男著	200 元

9. 俘獲女性絕招	志賀貢著	200 元
10. 愛情的壓力解套	中村理英子著	200 元
11. 妳是人見人愛的女孩	廖松濤編著	200 元

・校園系列・大展編號 20

1. 讀書集中術	多湖輝著	180 元
2. 應考的訣竅	多湖輝著	150 元
3. 輕鬆讀書贏得聯考	多湖輝著	180 元
4. 讀書記憶秘訣	多湖輝著	180 元
5. 視力恢復！超速讀術	江錦雲譯	180 元
6. 讀書 36 計	黃柏松編著	180 元
7. 驚人的速讀術	鐘文訓編著	170 元
8. 學生課業輔導良方	多湖輝著	180 元
9. 超速讀超記憶法	廖松濤編著	180 元
10. 速算解題技巧	宋釗宜編著	200 元
11. 看圖學英文	陳炳崑編著	200 元
12. 讓孩子最喜歡數學	沈永嘉譯	180 元
13. 催眠記憶術	林碧清譯	180 元
14. 催眠速讀術	林碧清譯	180 元
15. 數學式思考學習法	劉淑錦譯	200 元
16. 考試憑要領	劉孝暉著	180 元
17. 事半功倍讀書法	王毅希著	200 元
18. 超金榜題名術	陳蒼杰譯	200 元
19. 靈活記憶術	林耀慶編著	180 元
20. 數學增強要領	江修楨編著	180 元
21. 使頭腦靈活的數學	逢澤明著	200 元
22. 難解數學破題	宋釗宜著	200 元

・實用心理學講座・大展編號 21

1. 拆穿欺騙伎倆	多湖輝著	140 元
2. 創造好構想	多湖輝著	140 元
3. 面對面心理術	多湖輝著	160 元
4. 偽裝心理術	多湖輝著	140 元
5. 透視人性弱點	多湖輝著	180 元
6. 自我表現術	多湖輝著	180 元
7. 不可思議的人性心理	多湖輝著	180 元
8. 催眠術入門	多湖輝著	180 元
9. 責罵部屬的藝術	多湖輝著	150 元
10. 精神力	多湖輝著	150 元
11. 厚黑說服術	多湖輝著	150 元
12. 集中力	多湖輝著	150 元
13. 構想力	多湖輝著	150 元

14. 深層心理術	多湖輝著	160 元
15. 深層語言術	多湖輝著	160 元
16. 深層說服術	多湖輝著	180 元
17. 掌握潛在心理	多湖輝著	160 元
18. 洞悉心理陷阱	多湖輝著	180 元
19. 解讀金錢心理	多湖輝著	180 元
20. 拆穿語言圈套	多湖輝著	180 元
21. 語言的內心玄機	多湖輝著	180 元
22. 積極力	多湖輝著	180 元

・超現實心靈講座・大展編號 22

1. 超意識覺醒法	詹蔚芬編譯	130 元
2. 護摩秘法與人生	劉名揚編譯	130 元
3. 秘法！超級仙術入門	陸明譯	150 元
4. 給地球人的訊息	柯素娥編著	150 元
5. 密教的神通力	劉名揚編著	130 元
6. 神秘奇妙的世界	平川陽一著	200 元
7. 地球文明的超革命	吳秋嬌譯	200 元
8. 力量石的秘密	吳秋嬌譯	180 元
9. 超能力的靈異世界	馬小莉譯	200 元
10. 逃離地球毀滅的命運	吳秋嬌譯	200 元
11. 宇宙與地球終結之謎	南山宏著	200 元
12. 驚世奇功揭秘	傅起鳳著	200 元
13. 啟發身心潛力心象訓練法	栗田昌裕著	180 元
14. 仙道術遁甲法	高藤聰一郎著	220 元
15. 神通力的秘密	中岡俊哉著	180 元
16. 仙人成仙術	高藤聰一郎著	200 元
17. 仙道符咒氣功法	高藤聰一郎著	220 元
18. 仙道風水術尋龍法	高藤聰一郎著	200 元
19. 仙道奇蹟超幻像	高藤聰一郎著	200 元
20. 仙道鍊金術房中法	高藤聰一郎著	200 元
21. 奇蹟超醫療治癒難病	深野一幸著	220 元
22. 揭開月球的神秘力量	超科學研究會	180 元
23. 秘傳！西藏密教奧義	高藤聰一郎著	250 元
24. 改變你的夢術入門	高藤聰一郎著	250 元
25. 21 世紀拯救地球超技術	深野一幸著	250 元

・養　生　保　健・大展編號 23

1. 醫療養生氣功	黃孝寬著	250 元
2. 中國氣功圖譜	余功保著	250 元
3. 少林醫療氣功精粹	井玉蘭著	250 元
4. 龍形實用氣功	吳大才等著	220 元

國家圖書館出版品預行編目資料

女性的更年期／野末悅子 著，官舒妍 譯；
－2版－臺北市 大展，2003年【民92】
面；21公分 －（女性醫學；1）
ISBN 957-468-198-X （平裝）
1. 更年期 2. 婦女－醫療、衛生方面

417.1 91024120

ONNA NO KONENKI
Originally published in Japan by
Shufunotomo Co., Ltd., Tokyo

版權仲介／京王文化事業有限公司

女性的更年期

ISBN 957-468-198-X

著　　者／野末悅子
責任編輯／官舒妍
發 行 人／蔡森明
出 版 者／大展出版社有限公司
社　　址／台北市北投區（石牌）致遠一路2段12巷1號
電　　話／（02）28236031・28236033・28233123
傳　　眞／（02）28272069
郵政劃撥／01669551
網　　址／www.dah-jaan.com.tw
E－mail／service@dah-jaan.com.tw
登 記 證／局版臺業字第2171號
承 印 者／國順文具印刷行
裝　　訂／建鑫印刷裝訂有限公司
排 版 者／弘益電腦排版有限公司
初版1刷／1995年（民84年）4月
2版1刷／2003年（民92年）3月
2版2刷／2006年（民95年）1月　　定　價／200元

一億人閱讀的暢銷書！

4 ～ 26 集　定價300元　特價230元

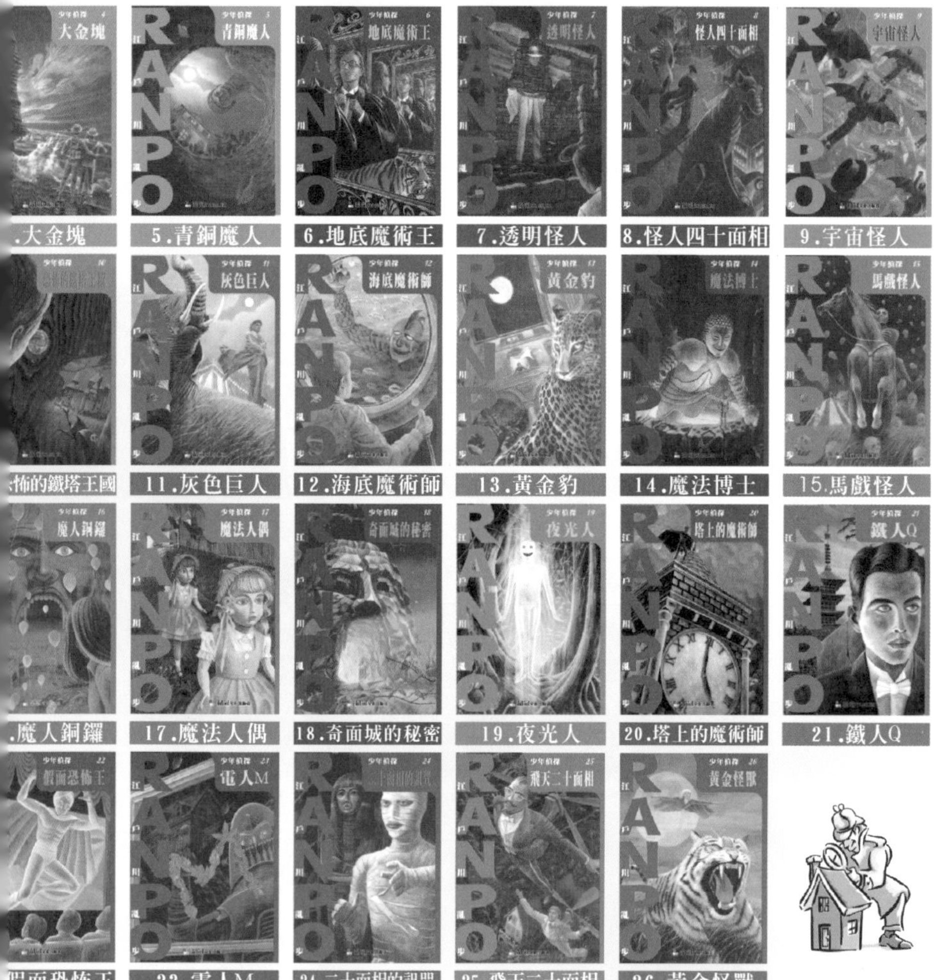

.大金塊　5.青銅魔人　6.地底魔術王　7.透明怪人　8.怪人四十面相　9.宇宙怪人

怖的鐵塔王國　11.灰色巨人　12.海底魔術師　13.黃金豹　14.魔法博士　15.馬戲怪人

.魔人銅鑼　17.魔法人偶　18.奇面城的秘密　19.夜光人　20.塔上的魔術師　21.鐵人Q

假面恐怖王　23.電人M　24.二十面相的詛咒　25.飛天二十面相　26.黃金怪獸